DE LA

# PLEURÉSIE SEPTIQUE

# DE LA

# PLEURÉSIE SEPTIQUE

PAR

## Le D<sup>r</sup> Casimir ARTIGALAS

Lauréat de la Faculté de Médecine de Montpellier,
Ex-aide de Physiologie au laboratoire des Hautes-Etudes
de la même ville, etc.

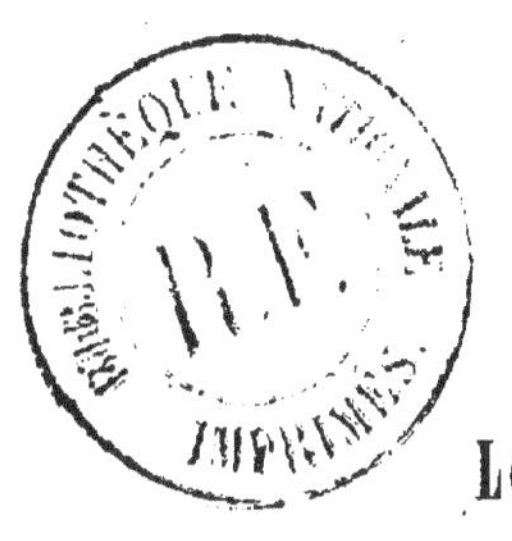


TARBES

IMPRIMERIE ÉMILE CROHARÉ

PLACE MAUBOURGUET ET RUE MASSEY.

1882

# AVANT-PROPOS

Les pleurésies ne sont pas toujours
des maladies de la plèvre.

PETER.

C'est une vérité clinique bien vieille et trop oubliée
par l'École anatomique que celle exprimée par
M. Peter dans la phrase qui sert d'épigraphe à ce travail. La lésion n'est pas la maladie ; au delà des symptômes réactionnels de la lésion d'un organe, on
rencontre souvent des troubles généraux bien plus
importants et qui compliquent parfois le tableau au
point de l'obscurcir.

Nous nous proposons dans ce travail de donner
d'abord quatre observations personnelles de pleurésie
septique, qui nous paraissent constituer une forme
de pleurésie assez distincte pour motiver une description spéciale. Nous donnerons les observations éparses
dans la science qui se rapprochent du type dont nous
parlons, nous attachant à prouver qu'il existe dans le
grand groupe des pleurésies purulentes, au moins une

classe secondaire dont la gravité est excessive, la marche foudroyante et la terminaison à peu près toujours fatale.

Frantzel est, ou, du moins, paraît être le premier médecin qui ait décrit sous le nom de pleurésie suraiguë, une forme de pleurésie qui a presque toujours amené la mort et qui est assez rare puisque en quinze ans, dans le service de clinique de Traube, à Berlin, Frantzel n'a relevé que six cas. La description qu'il en donne sous le nom de pleurésie suraiguë dans le « handbuck der specielleu Pathologie und Thérapie de Ziemssen » quoique diffuse, mérite d'être citée, car les traits principaux de la maladie y sont décrits :

« Dans quelques cas, la marche de la pleurésie est suraiguë, la fièvre est très forte, la température dépasse 40° matin et soir ; le pouls est à 120. La peau est sèche et brûlante, anorexie complète ; soif considérable ; chez les enfants on remarque une stupeur profonde, moins grande chez l'adulte ; urine rare et colorée en rouge.

« Plus rarement, dans des cas que l'on pourrait appeler entre tous suraigus, l'affection débute brusquement chez des gens en santé, par un fort frisson, début d'un état typhoïde marqué. La peau est brûlante et sèche ; la température reste au-dessus de 40° ; stupeur considérable, un délire intense s'établit, la langue desséchée se fendille ; la soif est pénible ; la rate est, dès le premier jour, augmentée de volume. Diarrhée plus ou moins intense.

« De tels malades semblent au premier abord atteints de fièvre typhoïde, d'autant mieux que fort souvent ils ne peuvent donner de détails sur le commencement de leur maladie. Mais on ne trouve pas de taches rosées et l'on apprend de ceux qui entourent le malade que l'affection a commencé brusquement par un frisson intense, il y a déjà plusieurs jours. La fréquence du pouls (120 et plus), la cyanose des lèvres et de la face, l'exploration du thorax font reconnaître un épanchement pleurétique.

« Par ces symptômes, on est obligé de conclure, non à un typhus abdominal (notre fièvre thyphoïde) mais à une pleurérie suraiguë.

« Les mouvements respiratoires sont fréquents, la température se maintient à 40° degrés au plus, et dès la première semaine, la thoracentèse s'impose. Le liquide retiré est louche ou purulent. Une première ponction donne un soulagement prononcé, mais on est bientôt obligé de reponctionner, le liquide se reproduisant très vite. L'intervention opératoire est en général inutile et il faut faire l'empyème.

« En général, les malades meurent avant le quinzième jour. »

Nous reviendrons plus tard sur la description clinique de Frantzel qui est loin d'être un modèle de méthode et d'analyse, aussi ne nous y arrêtons-nous pas davantage pour le moment.

Joignons au travail de Frantzel une communication de M. Bouchard à la Société clinique des Hôpitaux en 1880, les thèses de Michailescu (1880), et Goumy (1881), celle-ci donnant jusqu'à l'époque où elle a été faite un résumé très fidèle des travaux parus, et nous aurons à peu près tout ce qui a été écrit sur le sujet qui nous occupe. Il ne faudrait pourtant pas, pour cela, croire à une forme morbide nouvelle, même pas à une modification persistante dans les allures d'une affection aussi commune que l'est la pleurésie : nous sommes convaincu que la maladie a été vue souvent, mais que les conditions nosocomiales spéciales aux hôpitaux n'ont pas, le plus souvent, permis à la maladie de revêtir son aspect absolument spécial. Frantzel lui-même n'insiste pas sur sa marche foudroyante, sur cette impuissance de l'organisme à résister à une intoxication de cause inconnue qui tue sans laisser même à l'épanchement purulent le temps de se reproduire. Ce n'est pas à la pleurite purulente d'emblée que succombe le malade ; cette lésion n'est que l'une des manifestations de la septicémie suraiguë qui emporte le sujet. Aussi croyons-nous devoir substituer au nom « pleurésie suraiguë » l'appellation qui nous paraît plus juste de « pleurésie septique ».

Ce n'est pas en effet une pleurésie purulente d'acuité extraordinaire ; la quantité de pus épanchée est loin d'être démesurée, les altérations du poumon sont relativement peu considérables ; les modifications de position des organes thoraciques sont peu persistantes ; dès l'évacuation du liquide, le poumon se déplisse et reprend son volume normal, et cependant l'état du malade est presque désespéré dès le premier instant. Mais, cependant, l'aspect n'est pas celui du typhique, ou du moins nous ne l'avons pas observé tel ; la maladie est le tableau absolument pur de la septicémie suraiguë. Et l'empoisonnement septique est à ce point indiscutable que, dans deux de nos observations, l'épanchement purulent ne s'est pas reproduit après une première ponction quoiqu'il se soit écoulé depuis le moment de la ponction jusqu'à la mort plus de temps que n'en avait mis l'épanchement pour se produire la première fois. Au chapitre du diagnostic nous dirons plus au long les symptômes différentiels de la pleurésie septique avec les autres phlegmasies des organes thoraciques ; mais, en général, le diagnostic est d'une simplicité extraordinaire, comme nous pensons qu'on pourra le voir par le tableau clinique que nous allons tâcher de tracer. Nous décrirons d'abord l'aspect général du malade, puis nous donnerons à chaque détail l'attention qu'il nous semblera comporter. Nous ne nous appesantirons que sur les symptômes particuliers à l'affection qui nous occupe.

DE LA

# PLEURÉSIE SEPTIQUE

---

## Description. — Symptômes.

On trouve notée dans toutes les observations la brusquerie du début de la pleurésie septique, et l'établissement du mal semble d'autant plus soudain que, en général, le sujet est jeune, vigoureux et parfaitement sain. Nous avons pu assister dans un cas à l'apparition même de la maladie (Observation I), aussi pouvons-nous noter les particularités du début. A huit heures du matin, le sujet a eu un frisson violent ; à dix heures, la température n'était encore qu'à 38° 8 et cependant l'aspect du malade avait déjà changé. Pâle, les pommettes rouges, il était abattu, alarmé : il ne se plaignait que d'un peu de mal de tête et d'un malaise très pénible. — Le lendemain, la température atteint 40° ; l'épanchement dans la plèvre droite est complet ;

silence et matité absolus dans toute l'étendue. Le pouls est à 140. La constipation est absolue et l'action purgative est impossible à obtenir même par des purgatifs violents. L'état est presque désespéré, le malade asphixie ; il peut à peine parler et abandonné à lui-même à ce délire somnolent que Traube a si heureusement appelé « monotone. » Ainsi donc, en vingt-quatre heures, l'épanchement purulent s'est établi et l'organisme sidéré ne peut réagir, les facultés intellectuelles sont obscurcies, le malade urine à peine (le lendemain il faudra le sonder) et la paralysie de l'intestin est absolue. Trente grammes d'eau-de-vie allemande n'amènent pas une selle.

C'est un fait digne de remarque que cette déchéance profonde, immédiate, dès l'apparition des premiers symptômes. La maladie, tant que l'organisme conserve ses forces, est l'exagération des fonctions physiolo-ques dont l'ensemble constituent la vie et luttent, disait Bichat, contre la mort ; plus tard, ces mêmes fonctions se pervertissent et disparaissent si la termi-naison doit être fatale. Dans la pleurésie purulente septique, nous ne remarquons pour toute réaction vitale, qu'un frisson et encore parfois, (comme dans l'observation 1) est-il unique ; les forces vitales sont vaincues dès l'abord, aussi l'état est désespéré dès les premières heures ; le traitement, quelque vigoureux qu'il puisse être, n'a aucune chance de succès, les leviers dont il devrait se servir sont brisés et les rouages faussés. De là vient cet état d'inertie fonctionnelle irrémédiable et d'adynamie absolue caractéristique, dont le début est réellement foudroyant. La commotion traumatique qui suit les grandes blessures seule sidère aussi rapidement l'organisme.

Dès qu'elle est allumée, la fièvre ne cesse plus ; le thermomètre ne descend plus au-dessous de 40°, même après l'évacuation du liquide pleural que nous avons vu purulent dans tous les cas que nous avons observés ; parfois cependant on observe des oscillations nycthémériques de plus de 2°, de 40° 8 à 38° 4 par exemple (observation II.)

Le malade s'affaiblit de plus en plus, rêvasse, puis meurt dans le coma ; mais la terminaison fatale est en général précédée de troubles nerveux sur lesquels nous nous réservons d'insister plus loin.

Les symptômes locaux sont, en général, si l'on ne tient compte que d'eux seuls, d'une acuité peu notable, mais d'une clarté extrême. Cependant, dans un cas (Jouin, observation IV) la matité faisait complètement défaut ; mais cela tenait à une disposition anatomique spéciale ; au lieu d'être épanché dans la cavité pleurale, le pus formait deux abcès entre les lobes du poumon de façon que, au lieu d'être en contact avec la paroi, il mettait au contraire en relation intime avec elle le poumon resté perméable et fortement engorgé. C'était une pleurésie purulente interlobaire enkystée par accolement de la plèvre à elle-même sur le bord tranchant des lobes.

En règle générale, tous les symptômes classiques

sont réunis, cependant ce qui est remarquable, outre la rapidité de formation de l'épanchement, c'est l'état du poumon. Il est comprimé par l'épanchement et s'accole au médiastin, mais il reste perméable et dès que la thoracentèse est pratiquée, il reprend immédiatement son volume normal, conditions inverses de celles que l'on observe dans les pleurésies purulentes banales, dans lesquelles, même après évacuation de l'épanchement, le poumon reste bridé par des fausses membranes. Ici, rien de cela, et pourtant l'état du malade est presque aussi désespéré après qu'avant la ponction, preuve nouvelle que ce n'est pas la pleurésie seule qui est en cause et que l'inflammation de la séreuse avec la soustraction brusque de tout un poumon ne cause pas seule la perturbation profonde des fonctions. On peut rendre le poumon aussi actif que le sain, les organes thoraciques, s'ils étaient déplacés, peuvent reprendre leur place, et, malgré ces changements, l'état d'asphyxie lente, septicémique du malade se maintient et s'aggrave.

L'œdème de la paroi n'a pas manqué dans les cas que nous avons observés, mais il a été limité. — Les phénomènes sthétoscopiques ne présentent rien de particulier, mais on trouvera notée à la suite d'une observation, la *pectoriloquie aphone* immédiatement avant une opération de thoracentèse qui a donné 3 litres 600 de pus crémeux, un peu sanglant.

Les battements du cœur sont précipités, un peu sourds, la tension artérielle est considérablement aug-.

mentée, le pouls est petit; l'artére donne la sensation d'un fil de fer. Il est de toute évidence que la tension artérielle est considérablement augmentée ; mais ce changement dans la circulation est l'effet, pour une certaine partie du moins, de la diminution de la sécrétion urinaire, qui est notable, et à son tour, elle produit l'albuminurie que l'on trouve notée dans toutes les observations. Notons en passant que nous aurons à montrer, comme troubles de l'urination, non-seulement de la rétention d'urine, mais encore de l'anurie · plus ou moins complète. Cette tension augmentée du système artériel entraîne par reflux, une incomplète déplétion du système veineux; cette stase veineuse est surtout notable à la face où la cyanose apparaît rapidement avec un certain degré d'œdème diffus, particularités au reste signalées par Frantzel dans son mémoire, et qui donnent au malade un facies qui se rapproche un peu de celui des cardiaques au début d'une asystolie.

Nous n'avons observé ni phlébites, ni thromboses ; dans un cas, le membre inférieur du côté de la lésion pleurale a présenté un œdème douloureux considérable, avec un peu de lymphangite profonde, mais il n'y avait point de lésion des gros vaisseaux. Nous n'avons pas cru devoir faire un chapitre d'anatomie pathologique, les lésions observées n'étant pas différentes de celles de la pleurésie purulente, faisons-le remarquer qu'on trouve à l'autopsie les mailles de la pie-mère remplies par un liquide citrin et que, dans un cas nous avons trouvé des congestions marquées dans le plancher du 4e ventricule, dans la partie correspondant à l'origine du pneumogastrique. Ce sont toutes les lésions circulatoires constatées dans les centres nerveux examinés cependant avec le plus grand soin. Point de couleur hortensia malgré l'hyperthermie constante dont nous allons maintenant parler.

Le tracé thermique a été dans les deux cas les plus graves (la mort étant arrivée avant le 6e jour) excessivement simple. De la normale, dans 24 heures, la température est arrivée au delà de 40° et s'y est maintenue depuis jusqu'à la terminaison fatale, sans rémission matinale. Dans deux autres cas, on a observé de grandes oscillations irrégulières, sans qu'il soit possible de rapprocher les tracés ainsi obtenus d'aucun de ceux que l'on décrit comme propres à certaines affections ; cependant l'élévation de la température a été incomparablement supérieure à ce qu'elle est dans les cas de pleurésie purulente.

Dans un cas nous avons pris la température locale du côté droit qui était le siége de la phlegmasie ; elle a toujours été un peu plus élevée que celle du côté sain, quelques dixièmes de degré (observation I.)

Du côté de l'appareil digestif, une anorexie complète et une soif ardente ont tourmenté les malades dès le début de la maladie. La langue était sèche et rouge, avec une piqueté plus coloré, visible surtout vers les bords. Pas de vomissements, pas de diarrhée. Dans un cas notamment, il a été impossible de purger le malade.

En cela, nos observations diffèrent de celles que nous avons pu réunir et dans lesquelles on trouve toujours notée une diarrhée plus ou moins intense.

Le ventre était légèrement ballonné, distendu par des gaz. Le foie n'a jamais été trouvé par nous augmenté de volume, ni la rate non plus. M. Quinquaud note l'absence de ces deux symptômes, et Frantzel, au contraire, en signale l'existence. L'épanchement est trop peu considérable en général pour abaisser le foie ou déplacer le cœur.

Nous n'avons pas non plus observé de teinte subictérique de la peau ni des conjonctives. Traitée par le réactif de Gemlin et celui de Petenkoffer successivement, la sérosité louche de l'épanchement ne donne pas les réactions caractéristiques de la présence des sels biliaires, ni de la bilirubine. Les troubles de sécrétion biliaire n'ont pas été assez prononcés pour amener la résorption de la bile ; nous ne pouvons donc pas incriminer ces éléments dans la production des phénomènes comateux qui ont terminé la maladie. On sait que la résorption de la bile amène le ralentissement des battements du cœur et d'autres troubles circulatoires que l'on trouvera décrits en détail dans les œuvres du professeur Charcot. Dans la pleurésie septique, nous n'avons pas constaté la résorption biliaire qui, en général, accompagne la septicémie. La vésicule du fiel était vide, le foie gras, sans abcès dans le parenchyme, sans accumulation de bile dans les canalicules biliaires, et cependant ces troubles anatomiques n'ont eu aucun symptôme propre quoiqu'ils soient la cause pour une partie au moins de l'état typhoïde des malades. Au reste, on a pu constater soit dans le sang, soit dans l'urine la présence des matériaux de la bile.

Les désordres de la sécrétion urinaire ont toujours été notables dans toutes les observations, l'urine a toujours été rare, riche en urates et a toujours contenu des quantités relativement considérables d'albumine. La quantité normale qui serait par vingt-quatre heures de 1,267 cent. cubes d'après Becquerel (1). 1,662 cent. cubes pour Vogel (2). 1,635 cent. cubes pour Bischoff (3) a toujours été au dessous de 1,300 cent. cubes par vingt-quatre heures. Ce fait semblerait en contradiction avec les faits habituels d'hypersécrétion urinaire dans les cas d'augmentation de pression du système aortique (Rosenstein), mais il faut tenir compte de l'influence contraire exercée par la fièvre. De même, la densité de l'urine était augmentée et cependant elle a été insuffisante pour suffire à l'excrétion de tous les matériaux de dénutrition accumulés dans le sang par une température excessive. Aussi ne faudrait-il pas conclure de l'augmentation de densité de l'urine et de l'augmentation absolue de l'urée et de l'acide urique à la non accumulation de ces principes

---

(1) Becquerel.— Séméiotique des urines 1841.

(2) J. Vogel.— Krankheiten der harnbereitenden organe. Iéna 1865.

(3) Bischoff. — Der harnstoff als maas des Stoffwechsels Giessen, 1853.

dans le sang. Leur proportion est considérablement augmentée par l'état fébrile, aussi peut-il y avoir rétention même avec une augmentation notable des principes excrémentitiels de l'urine. Donc, en résumé, il y avait urinémie, c'est-à-dire rétention de tous les éléments de l'urine soient liquides soient solides. Il serait curieux de comparer à ce que Treitz (1) et Jacksch (2) ont donné comme symptômes de l'ammoniémie, les symptômes que nous avons observés vers la fin de la vie de nos malades. Les accès épileptiformes qui interrompent si souvent le coma urémique, les troubles visuels et les hydropisies font complètement défaut dans l'ammoniémie. On remarque une sécheresse remarquable des muqueuses, une toux sèche, de la dyspnée et une adynamie profonde (Rosenstein). Comme on le voit, il serait assez difficile de faire la part de chaque trouble de fonction dans un état morbide aussi complexe. Nous ne pouvons que faire remarquer l'action du poison septique sur la sécrétion de l'urine et dire qu'une partie des phénomènes comateux que nous avons observés, peuvent raisonnablement être rattachés à l'empoisonnement du sang par des matériaux que les reins eussent dû excréter.

Nous venons de dire plus haut que cet état particulier du sang décrit sous le nom d'ammoniémie

---

(1) Treitz. — Prager Viertel Jahrschrift (1859.)
(2) Jacksch. —                Idem.
     Kœnig. — Einige Krankheiten der Nieren.
     Kusmaul. — Beitrage zur pathologie der Harn-Organe.

produisait une dyspnée intense. Dans les cas de pleurésie septique que nous avons observés, l'angoisse respiratoire était toujours considérable et indépendante de la quantité de liquide purulent épanché. Mais nous avons observé dans un cas (Observation I) un phénomène que nous n'avons trouvé noté nulle part.

Lorsque le malade, qui fait le sujet de l'observation, voulait boire, il se produisait un spasme œsophagien incoercible et un hoquet irrésistible qui rejetait violemment le liquide par le nez et la bouche. A l'autopsie nous trouvé une congestion évidente du noyau d'origine du pneumogastrique, et cependant le réflexe dont nous parlons a cessé dès que l'épanchement pleural a été évacué. Le malade avait conservé toute son intelligence, toute sa volonté, lorsque le fait s'est produit, il faisait tous ses efforts pour boire, mais le spasme était incoercible. La voix était un peu éteinte mais non étouffée et le malade pouvait parler. Comme nous le disions dans les réflexions dont nous faisons suivre cette observation, ce réflexe doit être rapporté à l'irritation des fibres pleurales centripètes du pneumogastrique.

D'un autre côté, il faut admettre que la compression mécanique par l'épanchement, mettait ces fibres nerveuses dans une situation particulière puisque après l'évacuation de l'épanchement, les mouvements de déglutition sont redevenus possibles. Mais faisons remarquer aussi que le pneumogastrique et son noyau bulbaire étaient congestionnés. Hors que l'examen histologique a montré une prolifération notable des noyaux du périnèvre; le plancher du 4ᵉ ventricule, dans la région correspondante au noyau du pneumogastrique présentait un état criblé incontestable et était coloré en rouge. On ne pouvait incriminer la stase sanguine *post mortem*, car on avait eu soin de faire coucher le cadavre sur la face.

Parmi les réflexes pathologiques, nous avons pu aussi en observer un autre sur lequel nous allons nous arrêter. Je veux dire l'hémiplégie du côté où s'était produit l'épanchement.

· Le lendemain de la ponction thoracique qui avait été pratiquée à onze heures du soir, le malade dont l'état est légèrement amélioré se plaint de douleurs déchirantes intenses, siégeant dans le membre inférieur droit. Le membre supérieur du même côté est douloureux spontanément, mais beaucoup moins que le membre inférieur. A ce moment-là on observe des paresthésies et du retard dans les sensations ; tout contact produit au bout de quelques secondes, de la douleur mais sans perception nette de la sensation. Le froid et le chaud font la même impression. Le membre supérieur droit présente les mêmes troubles de sensibilité et de motricité, mais il n'est pas froid et légèrement cyanosé comme le devient l'inférieur de même côté quelques heures après. La cyanose pourtant n'a jamais été considérable, mais il est venu s'y adjoindre un degré d'œdème assez notable. Puis des rougeurs diffuses ont apparu et enfin le lendemain, le membre était en abduction et demi-flexion comme dans les cas de *phlegmatia alba dolens*. De plus, à ce moment-là, il était facile de constater le début d'un petit abcès périlymphatique au-dessus et en dedans du genou. Dans le membre supérieur, il n'y a qu'une légère stase veineuse, mais pas d'abcès.

A l'autopsie, on trouve du pus dans l'épaisseur des jumeaux mais pas d'abcès circonscrit ; le pus était infiltré entre les faisceaux musculaires et on le faisait sourdre en très petite quantité par une forte pression. Pas de phlébite, pas de thrombose dans les veines superficielles ou profondes. La moelle a été examinée au microscope, soit durcie dans l'acide chromique, soit fraîche et traitée par l'acide osmique ; il ne nous a pas été possible d'y découvrir la moindre trace d'altération. Le nerf sciatique droit est de même absolument sain. A quelle théorie rapporter donc cette paralysie que nous appellerons réflexe, puisque c'est le terme consacré en France ?

En substance, nous avons eu :

1° Une hyperesthésie au moins cutanée persistante ;

2° Des troubles vaso-moteurs indéniables, et la meilleure preuve que l'on puisse en donner, c'est que la stase de liquides septiques a amené non des abcès métastatiques, mais la fonte purulente des espaces conjonctifs intra-musculaires dans certains points et, dans d'autres, l'infiltration purulente du tissu conjonctif entourant les vaisseaux lymphatiques. Ce serait donc à la théorie de M. Brown-Séquard que nous rapporterions ce fait. Nous nous exprimons ainsi parce que nous sommes intimément convaincus que chacune des théories inventées pour expliquer les paralysies réflexes, est vraie et juste en soi, et qu'il n'y a que la généralisation que l'on a voulu faire à tous les cas qui est erronée.

Nous rapportons tous ces symptômes insolites, non que nous les considérions comme des phénomènes morbides faisant partie du syndrôme clinique de la pleurésie septique, mais parce qu'ils sont assez rares, et que l'un d'eux n'a pas été, que nous sachions, encore décrit; M. Ch. Fernet a bien voulu rattacher certaines pneumonies à des névrites, mais la dyspnée disproportionnée que l'on voit dans certaines affections des organes thoraciques, les étouffements des maladies aortiques, par exemple, pourrait être expliquée par une congestion du pneumogastrique qui, dans l'un de nos cas, poussée à ses limites extrêmes, a produit le spasme pharyngien dont nous avons parlé.

# DIAGNOSTIC

Si le malade était observé par le médecin, alors seulement que la maladie est arrivée à la dernière période et que le sujet est incapable de rendre compte des sensations qu'il éprouve, le diagnostic pourrait être difficile à établir. Mais, hors ces cas qui doivent être forcément exceptionnels, c'est chose facile que de diagnostiquer une pleurésie au début, même septique. Cependant est-il toujours facile de dire que la pleurésie dont on observe le début sera ou non un cas de cette maladie à pronostic presque fatal en face de laquelle le médecin est presque toujours impuissant ?

La thermométrie peut rendre de grands services. Jamais dans une pleurésie fibrineuse, si aiguë qu'on puisse la supposer, la température n'atteint 40°, surtout dans l'espace de quelques heures. En même temps, s'établit comme nous l'avons dit en parlant des symptômes une adynamie profonde et insolite ; une dyspnée considérable et une sécheresse toute particulière de la bouche et du pharynx. L'angoisse respiratoire atteint rapidement le degré compatible avec la vie. Aucun de ces symptômes généraux n'apparaît au début d'une pleurésie simple. Le pneumothorax par perforation du poumon chez un tuberculeux a des symptômes trop clairs pour permettre la confusion ; la pleurésie tuberculeuse a une marche plus insidieuse (tandis que la pleurésie septique éclate, en général, en pleine santé). En résumé, hyperthermie brusque (40°), adynamie profonde et rapide, dyspnée et angoisse respiratoire considérables, sécheresse notable des muqueuses des premières voies, tels sont les symptômes pathognomoniques du début d'une pleurésie septique.

Citons, pour comparaison, deux observations de M. Moutard-Martin :

## Observation I. (Moutard-Martin).

*Pleurésie purulente. — Empyème. — Mort.* — S., âgé de 35 ans, corroyeur, ordinairement d'une bonne santé, est pris d'un point de côté avec fièvre violente le 15 janvier 1865, après avoir bu toute la journée et s'être livré à des excès qui ne lui sont que trop habituels. Malgré le point de côté et la toux, le malade continue à travailler jusqu'au 27 janvier. Il entre à Necker, il y reste un mois et est traité par les vésicatoires et les drastiques. Il sort de l'hôpital, vit misérablement chez lui et rentre à Beaujon le 7 avril de la même année.

Le 8, nous constatons une pâleur excessive de la face, œil éteint, voix entrecoupée et voilée ; toux fréquente, crachats muqueux ; pouls, 120 ; température, 38° 7. Diarrhée depuis trois semaines, œdème des jambes.

Le côté gauche de la poitrine est dilaté dans toute sa partie antérieure. Voussure considérable sous la clavicule, la dilatation est moins prononcée dans les parties inférieures. Le cœur est refoulé à droite et dépasse au moins de trois centimètres le bord droit du sternum.

*Percussion.* — Matité absolue dans toute l'étendue de la poitrine en avant et en arrière à gauche ; raisonnance normale à droite.

*Auscultation.* — Souffle tubaire dans toute l'étendue, presque amphorique sous la clavicule, éloigné en arrière et à la base, égophonie mal caractérisée au niveau de la fosse sous-épineuse ; pas de vibrations thoraciques. Repos, alimentation convenable pendant quelques jours.

Le 14, l'état général ne s'améliorant pas, la fièvre persistant ainsi que la diarrhée, je pratique la thoracocentèse qui donne issue à 2,100 grammes de pus, sortant difficilement par la canule, que viennent obstruer de temps en temps et momentanément quelques flocons membraneux, que l'on voit tomber dans le sac de baudruche.

Le pus est odorant mais d'une fétidité fort supportable. Le malade ne tousse pas pendant l'écoulement du liquide.

Après l'extraction du pus, les parois de la poitrine s'affaissent, mais la percussion donne en son mat comme à peu près avant l'opération. La respiration est soufflante dans toute la partie supérieure et nulle dans toute la partie inférieure et surtout sous l'aisselle. Il est évident pour nous que le poumon ne se dilate pas, qu'il est enchassé dans les fausses membranes.

Le 16, 100 pulsations, température 38°. Le malade a reposé pendant la nuit, toux moins fréquente ; un peu d'appétit. La diarrhée continue, les signes fournis par la percussion et l'auscultation ont peu varié.

Le 20, 100 pulsations. Temp., 32. Mais il trouve que l'oppression a quelque tendance à se reproduire. La diarrhée continue, mais moins forte, l'œdème des extrémités a complètement disparu. L'appétit et les forces n'augmentent pas. Le malade est triste et s'ennuie, le seul changement que l'on puisse constater par l'auscultation, c'est que le souffle est devenu plus fort sous la clavicule. (Pas de changement notable jusqu'au 27).

Le 27. — 108 puls. T. 38° 4. Pâleur plus prononcée de la face, voix altérée, tristesse, respiration plus difficile. Reproduction d'une partie de la voussure de la poitrine. Diarrhée, sueurs nocturnes (2me thoraco-centhèse, suivie d'une injection de 60 gr. d'iode iodurée, étendue de 100 grammes d'eau abandonnée dans la plèvre ; 1700 gr. de pus).

Le 28. — Respiration plus calme, 104 pulsations, T. 38° 6. La maigreur augmente, les signes sthétoscopiques sont peu modifiés ; la respiration vésiculaire manque complètement, et dans les points où l'on entend quelques bruits respiratoires, c'est du souffle que l'on perçoit. Diarrhée, sueurs, état général très grave.

Le 5 *mai*. — 124 puls., 38° temp. Affaissement très grand ; voix saccadée et éteinte, respiration diaphragmatique, diarrhée, sueurs.

L'état du malade empirant tous les jours, et étant arrivé à la dernière *période* de la fièvre hectique, je me décide trop tard, je l'avoue, à pratiquer l'opération de l'empyème dans le 8$^{me}$ espace intercostal : incision de 5 centim., issue d'un litre environ de pus épais, contenant quelques masses fibrineux du volume d'un œuf de pigeon, pas d'odeur de pus. Lavages à grande eau alcoolisée et pansement ordinaire.

Le 6. — 124 puls., 38° 2 temp. Le malade se dit très soulagé, la voix est meilleure, peu de diarrhée, sueurs persistantes, soif, peu d'appétit. Lavages, l'eau sort contenant une grande quantité de pus et quelques débris fibrineux, pas d'odeur fétide.

Le 8. — 108 puls. Faciès moins altéré, deux garderobes seulement, sueurs moindres. Le malade redoute le pansement, la quantité de pus est moindre, lavage à l'eau alcoolisée.

Le 12. — Quelques frissons pendant la nuit, le malade est en sueur, malaise très grand, six selles, pouls très petit, 130 pulsations, lavage avec l'eau iodée au 20^me, fétidité très grande.

13, 14 et 15. — Même traitement avec addition d'une potion de Todd avec quinquina.

Le 16. — 116 puls. L'écoulement est toujours abondant, mais moins fétide, à peine un peu de transpiration pendant la nuit, le facies est meilleur, même traitement.

Les jours suivants, l'état du malade s'améliore progressivement, le pouls tombe à 100 pulsations ; les sueurs ont disparu ainsi que la diarrhée; mêmes lavages et mêmes potions.

Le 27. — Le malade est abattu, anxieux, gémissant. La diarrhée a reparu, un peu d'œdème des membres inférieurs, appétit nul. Ecoulement odorant, même potion, lavages avec de l'eau alcoolisée et phéniquée, suivis d'une injection de 60 gr. de teinture d'iode iodurée étendue de 60 gr. d'eau, abandonnée dans la plèvre.

A partir de ce jour, la diarrhée devient de plus en plus forte, les sueurs abondantes, le malade vomit un peu de temps en temps. Les pièces du pansement sont imbibées d'un pus très abondant et extrèmement fétide. L'affaiblissement augmente de jour en jour. Subdélirium de temps en temps. Enfin, le malade succombe le 6 juin 1865.

A l'autopsie, nous trouvons la cavité pleurale gauche

contenant quelques grammes de pus très fétide. Le poumon a disparu pour ainsi dire; il ne forme qu'une sorte de masse aplatie accolée contre la colonne vertébrale et le médiastin, ayant à peu près l'épaisseur de la main, sans crépitation. Le poumon est enveloppé d'une coque fibreuse, blanchâtre à son centre, ayant au moins 2 millimètres d'épaisseur, son tissu est souple, non crépitant, grisâtre et ne présente pas trace de tubercules. Le poumon droit non plus, il est parfaitement sain. La plèvre pariétale est tapissée par une fausse membrane épaisse, de même couleur que la précédente.

Ce malade se trouvait dans de détestables conditions à cause de l'ancienneté de la maladie, à cause de son épuisement par la diarrhée et les sueurs, et surtout à cause de l'absence de dilatabilité du poumon qui ne lui permettait pas de combler le vide de la cavité pleurale. Le malade a vécu trente-deux jours après l'opération, et sans elle il serait mort beaucoup plus tôt.

## Observation II. (M. Moutard-Martin).

*Pleurésie purulente. — Guérison.* — Le *2 juin* 1870, entre dans mon service, à l'hôpital Beaujon, le nommé Périnet (Joseph), tanneur, ordinairement d'une parfaite santé. Ce garçon, âgé de 22 ans, d'une taille extrêmement élevée, fort en proportion, bien musclé, large d'épaules et de poitrine, est malade depuis quatre jours.

La maladie a débuté par un frisson violent, un point de côté à droite, de la fièvre. Au moment de l'entrée du malade à l'hôpital, nous constatons : 108 pulsations, chaleur intense de la peau, anxiété respiratoire causée par le point de côté. Langue saburrale, inappétence. — La percussion difficile à cause de la douleur qu'elle réveille, ne dénote rien à gauche, mais une légère submatité à la base du côté droit. L'auscultation permet de percevoir, dans le tiers inférieur à droite, des frottements très forts, mais un peu voilés tout à la base (chiendent, eau de sedlitz ; 10 ventouses scarifiées, bouillons).

*3 juin*. — Même état fébrile, moins de douleurs du côté, épanchement occupant le tiers inférieur du côté droit. — Matité prononcée à la base. — Léger souffle, égophonie (chiendent, ventouses, bouillons).

*4 juin*. — 100 pulsations, moins de chaleur à la peau, moins de douleur, matité augmentée. — Epanchement peu épais, remontant jusqu'à la partie moyenne, souffle à la base, respiration faible et égophonie (chiendent, huile de ricin 15 gr., mélangée avec huile de croton, une goutte).

*5 juin*. — 92 pulsations, augmentation légère de l'épanchement, toujours un peu de douleur dans le côté, mais le malade respire plus facilement, langue chargée (vésicatoire sur le côté).

Les jours suivants, l'état général reste à peu près stationnaire ; un purgatif est administré le 7, l'appétit revient légèrement, l'épanchement fait des progrès très lents, et le 10, nous appliquons un nouveau vésicatoire.

14 *juin*. — Le malade est sans fièvre, 80 pulsations, pas de chaleur à la peau, gêne dans le côté droit, mais pas de douleur. Depuis deux jours l'épanchement est stationnaire. La matité est complète à la base, mais elle va en diminuant jusqu'un peu au-dessus de la partie moyenne de la poitrine. La respiration soufflante à la base, est affaiblie depuis le tiers inférieur, l'égophonie s'entend dans toute l'étendue de la matité, même à la base (deux verres d'eau de sedlitz, potages).

Le 16, un nouveau vésicatoire est appliqué. — Il est mis très grand, fait beaucoup souffrir le malade et empêche l'examen de la poitrine jusqu'au 21 juin.

21 *juin*. — Etat général bon, pas de fièvre, appétit, épanchement peu modifié, cependant paraissant avoir un peu diminué.

A partir de ce jour, l'épanchement de résorbe avec rapidité, et le 29, à la visite du matin, nous constatons qu'il reste encore de la submatité à la base, de la faiblesse de la respiration et de l'égophonie dans une hauteur de 10 à 12 centimètres.

30 *juin*. — Nous trouvons le malade avec de la chaleur de la peau, il a eu un peu de frisson pendant la nuit, le pouls bat 96 pulsations. Le facies exprime la tristesse, ce qui n'existait pas les jours précédents.

La langue est humide, mais le malade n'a pas d'appétit. L'épanchement ne s'est pas modifié sensiblement (potages seulement; recommandation de rester au lit).

1er *juillet*. - Même état, la fièvre persiste. l'épanchement n'augmente pas (deux verres d'eau de sedlitz, potages).

3 *juillet*. — Le malade a pâli considérablement. — 100 pulsations, chaleur de la peau, inappétence, apparence d'un peu de bouffissure des paupières, pas d'albumine dans l'urine, l'épanchement est un peu augmenté, la matité remonte un peu plus haut.

Les jours suivants, la fièvre persiste, la pâleur de la face va en augmentant. les lèvres se décolorent, les membres inférieurs commencent à s'œdématier; pas d'albumine dans l'urine, l'épanchement augmente bien lentement, et j'avoue que j'étais bien plus préoccupé de l'état général du malade qui empirait de jour en jour, que de la pleurésie qui me paraissait presque secondaire, tant l'épanchement était peu abondant et l'état général grave (toniques, sulfate de quinine, amers).

Nous arrivons ainsi jusqu'au 14 juillet, le pouls est devenu d'une extrême petitesse, la face d'une pâleur absolument anémique, œdémateuse. L'œdème des membres inférieurs est remonté au tronc qui est lui-même fortement œdématié; les membres supérieurs eux-mêmes sont infiltrés; pas d'albumine, diarrhée depuis la veille. Le malade a grande peine à respirer; il est obligé de rester assis sur son lit, pas de frisson;

la percussion et l'auscultation sont devenues presque impossibles à cause de l'épaississement de la paroi thoracique par l'œdème, cependant je crois reconnaître que l'épanchement a augmenté.

Pour rémédier à la suffocation, je me décide à faire une thoracocentèse, mais je ne puis retirer qu'une centaine de grammes de pus. Je prends immédiatement la résolution de pratiquer l'opération de l'empyème, opération difficile et laborieuse à cause de l'épaississement des parois par l'œdème. Il m'a fallu pénétrer à plusieurs centimètres de profondeur avant d'arriver sur le plan musculaire, et pénétrer de toute la longueur de la lame de mon bistouri pour arriver dans la plèvre. Une large incision bien faite, donna issue à deux litres de pus bien lié et ayant peu d'odeur : injections d'eau tiède légèrement alcoolisée.

*15 juillet.* — L'œdème général a considérablement diminué et la face est absolument revenue à son volume normal, le malade éprouve un bien-être remarquable, il a dormi, et il est resté couché à plat, il demande des potages, les pièces du pansement sont fortement imbibées, mais autant par la sérosité qui s'écoule du tissu cellulaire que par le pus de la plèvre qui n'a aucune odeur. Lavage avec l'eau alcoolisée.

*19 juillet.* — Toute trace d'œdème a disparu, le malade se trouve bien, n'a pas de fièvre et demande à manger, pus en petite quantité et de bonne nature : lavages.

*Fin juillet.* — Le pus n'a pas pris d'odeur extraordinaire ; il n'y a pas un moment d'arrêt dans le bien-être du malade.

*8 août.* — Nous nous apercevons que la cavité commence à se rétrécir ; les injections pénètrent moins abondamment ; elles ressortent plus rapidement de la cavité pleurale et entraînent peu de pus.

*20 août.* — La cavité pleurale est presque effacée, il pénètre à chaque injection de 100 à 150 grammes de liquide qui ressort immédiatement. La percussion, n'est nullement tympanique dans la moitié supérieure de la poitrine. La respiration s'y entend très-bien, quoique un peu affaiblie ; le malade a repris bon teint, il engraisse, mange 4 portions et se promène toute la journée.

Nous continuons les lavages jusqu'au 6 septembre, il pénètre de moins en moins de liquide, la fistule fournit de moins en moins de pus dans l'intervalle des lavages. Et enfin, le 6 septembre, l'injection ne pénètre plus et s'écoule au dehors à mesure qu'on la pousse. Il n'y a plus de cavité mais une simple fistule.

Le 10 *septembre.* — Je touche la fistule avec le crayon de nitrate d'argent, je la touche de nouveau le 14, et Périnet sort guéri du service le 21 septembre 1870. Depuis cette époque, M. Moutard-Martin a revu le malade plusieurs fois ; il est complètement guéri et travaille comme avant, à son dur métier de tanneur. Le côté droit est un peu plus étroit que le côté gauche, mais la respiration y est pure comme à gauche.

On voit dans ces deux observations que nous avons choisies, relatant des pleurésies purulentes survenues chez des gens vigoureux, des symptômes absolument différents de ceux que nous donnons comme caractéristiques de la pleurésie septique : rapidité de l'épanchement, perméabilité du poumon, après la thorarenthèse, anasarque, etc. Donc, nous croyons que les deux maladies sont d'essence différente.

Il est inutile de parler des symptômes locaux de toute pleurésie que l'on trouvera à peu près toujours si on les cherche. Pourtant il ne faut pas s'attendre à trouver les symptômes classiques dans toute leur netteté. Le poumon, en effet, dans la maladie dont nous parlons, est peu diminué de volume en même temps qu'il est notablement congestionné ; aussi se produit-il (surtout si l'on ausculte au dos, on constate ces faits) des gros ronchus vibrants qui peuvent jusqu'à un certain point faire croire que le poumon engoué touche la paroi costale. La matité elle-même peut manquer et dans ces cas, nous n'hésitons pas à l'avouer, si le cas est isolé, le diagnostic est impossible et le plus plausible, sera bronchite capillaire. En général, cependant, la matité est proportionnelle à l'épanchement et perceptible. Il ne pourra donc y avoir d'hésitation qu'entre une pleurésie et une pneumonie.

Mais la *pneumonie du sommet* seule peut donner un spectacle si mouvementé, et si la matité est linéaire et siége à la base comme c'est le cas ordinaire dans la pleurésie septique, le diagnostic est tôt fait. Je ne parle pas du râle crépitant ; quelque pathognomonique qu'il soit, il peut être voilé par des râles plus sonores, ou manquer. Grisolle (1) n'hésite pas à admettre que le râle sous-crépitant localisé à un espace restreint peut être symptôme d'une pneumonie. La rapidité de l'accroissement de la matité dans certaines pleurésies rhumatismales rivalise seule avec celles de la pleurésie septique et les symptômes généraux sont bien défférents.

La fièvre typhoïde, d'après quelques-uns, Faentzel entre autres, pourrait être confondue avec la pleurésie septique. Cette confusion n'est possible que dans les cas où les symptômes locaux feraient défaut, et jamais dans aucune observation on n'a noté l'absence de la dyspnée et de l'angoisse respiratoire. Le ventre peut n'être pas ballonné, et si l'on peut avoir des renseignements, on distinguera facilement l'invasion subite de la pleurésie, de la longue période initiale et de la fièvre typhoïde.

Les symptômes ultimes de la pleurésie septique se rapprochent tellement de ceux de l'ammoniémie qu'ils en réalisent l'aspect clinique, tandis que dans les pleurésies purulentes, les complications les plus habituelles que l'on observe vers la fin des malades sont de l'œdème et parfois de l'anasarque : en somme, des hydropisies séreuses. Dans la pleurésie septique,

(1) Grisolle. — Traité de la pneumonie, 2ᵉ édition.

au contraire, pas d'hydropisie, de même que dans l'ammoniémie, et un certain nombre de symptômes communs avec cette dernière maladie.

Les ressemblances et les divergences seront, croyons-nous, plus visibles si nous donnons deux observations d'ammoniémie que nous emprunterons à M. Jaksch qui les a publiées dans le « Prager Viertel Jahrschrift » en 1859.

*Observation I.* — Dans le mois de mars 1858, M. Jakchs fut consulté par un médecin âgé de vingt-neuf ans, qui souffrait, depuis trois ans, d'un catarrhe chronique de l'estomac, et était prêt, sur les conseils des coryphées médicaux de sa province, à se rendre à Carlsbad pour s'y soumettre à un traitement. Jusqu'alors des médicaments de toute nature, amers, dissolvants, aromatiques, etc., avaient été essayés sans succès. Lorsque le malade me raconta l'histoire de ses souffrances, je fus frappé de ce fait qu'il accusait déjà depuis assez longtemps une sécheresse pénible des cavités buccale et pharyngienne qui s'apaisait momentanément après l'ingestion des boissons, mais toujours reparaissait bientôt après. Je lui demandai alors s'il n'était pas, par hasard, affecté d'une maladie des voies urinaires ; le malade répondit avec embarras que déjà depuis nombre d'années il urinait difficile-ment, et qu'à cette occasion il ressentait parfois une douleur dans l'uréthre, mais qu'il n'avait jamais attaché d'importance à ce fait, et que, d'ailleurs, on ne lui avait jamais adressé de question à ce sujet.

J'examinai aussitôt l'abdomen, et je trouvais la vessie distendue dépassant de trois travers de doigt la symphyse pubienne, sans que le malade en éprouvât d'autre inconvénient qu'une pesanteur sourde dans l'abdomen qu'il attribuait au catarrhe gastrique.

Il avouait, en outre, que pendant son séjour à l'université, il avait été atteint d'une gonorrhée et d'un chancre ; je constatai aussi dans les deux aines des cicatrices étendues provenant de bubons. L'exploration faite à l'aide de bougies permit de constater l'existence d'un rétrécissement considérable de l'uréthre. On conseilla au malade d'aller à l'hôpital se soumettre à un traitement dans le service du docteur Von Pitha. C'est à grand'peine et avec beaucoup de patience seulement que ce professeur réussit à introduire un fin cathéter dans la vessie et à faire sortir l'urine stagnante qui s'y était amassée. L'urine fraîchement éliminée répandait déjà une odeur ammoniacale et contenait un sédiment abondant de muco-pus.

Depuis ce moment, le malade éprouvait souvent un douloureux besoin d'uriner, mais les plus pénibles efforts de miction ne laissaient échapper que quelques gouttes d'urine. Au début, la dilatation progressive paraissait marcher assez bien ; mais tout d'un coup se montrèrent des mouvements fébriles qui, bien que continus, furent cependant interrompus par un frisson intercurrent. En outre, le malade souffrait d'une vive douleur aux lombes, d'une grande faiblesse musculaire, de lassitude et d'une violente céphalalgie. Bientôt vinrent s'y ajouter des douleurs de poitrine, une **toux** sèche et de la dyspnée. Les plaintes du malade diminuèrent de jour en jour, sa mémoire disparut, et il resta plongé dans une adynamie profonde. L'urine, d'odeur ammoniacale et de couleur sale, s'écoula spontanément et par gouttes, enfin apparut un sopor continu, et, le même jour, le malade succomba.

*Autopsie.* — Néphrite des deux côtés avec formation d'abcès, cystite avec de nombreux abcès à l'intérieur des parois de la vessie et à l'intérieur de sa tunique péritonéale, rétrécissement de l'uréthre, ouvertures fistuleuses dans toute l'étendue du tissu cicatriciel ; à gauche, pneumonie purulente, épaississement des méninges avec hydrocéphalie.


Un journalier, âgé de soixante-dix ans, raconte qu'il a toujours joui d'une santé parfaite jusqu'il y a quatre mois ; à cette époque, il avait beaucoup souffert à la suite d'une marche forcée de trois heures de durée, par le froid vigoureux qui régnait précisément à cette époque, et suivie d'abondantes libations ; il avait ressenti des douleurs lancinantes pendant la miction, et en même temps il s'était aperçu que son urine était trouble et sanguinolente. Depuis ce temps-là, il ressent une douleur continue dans la région hypogastrique, accompagnée d'ishurie ; son urine s'écoule goutte à goutte, mais l'hématurie cependant n'a pas reparu. Bien qu'avec cela l'appétit fût resté bon, qu'il ne se soit pas manifesté de répugnance pour les viandes, et qu'il n'y eût ni vomissements, ni diarrhée, il éprouvait cependant continuellement une sensation de sécheresse dans la bouche et la soif était très vive. A son entrée à l'hôpital, on constata que la vessie était modérément dilatée, bien que de temps en temps l'urine fût émise spontanément ; en outre la vessie paraissait dilatée, même dans les moments où il avait satisfait son besoin d'uriner. L'urine émise avait une réaction alcaline, mais elle était assez nette, et ne contenait ni sang, ni albumine. Huit jours après, il éprouva de violentes douleurs dans la région vésicale, accompagnées d'hématurie et de fièvre ; le malade perdit l'appétit, eut de la répugnance pour les viandes et une soif violente ; la muqueuse des cavités buccale et pharyngienne devint sèche et la face amaigrie. L'urine extraite à l'aide du Cathétérisme présentait une bouillie sanguino-purulente de mauvaise odeur.

Le 19 *juin*, le teint du malade était terreux ; il restait plongé dans un état de somnolence et de collapsus ; la peau paraissait couverte d'un sueur visqueuse, la muqueuse des cavités buccale et pharyngienne était sèche, les artères périphériques, rigides, battaient 96 fois par minute, le nombre de respirations était de 44 dans le même espace de temps ; en dehors de cela, les organes respiratoires et circulatoires ne présentaient rien d'anormal. Le cathéter introduit rencontra un obstacle dans la partie prostatique de l'uréthre, mais qui put être vaincu par une légère inflexion latérale.

L'urine extraite était de couleur sale, avait une odeur fétide et contenait beaucoup de pus et de détritus sanguins et muqueux. Le toucher rectal permit de constater une hypertrophie partielle de la prostate. Dans le courant du même jour, il y eut dix selles liquides ; le lendemain le délire apparut, la diarrhée continua, le collapsus devint de plus en plus profond ; enfin le sopor fit invasion, et le malade mourut le 21 juin dans le coma.

*A l'autopsie,* on trouve les deux reins agrandis du triple, leur substance traversée par des foyers purulents, la vessie fortement dilatée ; ses parois rigides ont une épaisseur de 4 millimètres ; la prostate, diminuée de la moitié, présente une induration fibreuse uniforme, du côté interne du lobe gauche un nodule ovale de la grosseur d'une fève qui comprimait l'uréthre et repoussait de l'autre côté le vérumontanum.

Telles sont les affections dont il importe pratiquement d'établir les signes diagnostiques d'avec la pleurésie septique. En général, le diagnostic s'impose et il suffit de savoir qu'il y a des épanchements purulents septiques d'emblée qui ne laissent place à aucune hésitation. L'expectation dans ces cas-là est une erreur dont dépend la vie du malade, et le devoir du médecin est d'employer immédiatement la pleurotomie et bien souvent, malgré toute la promptitude que l'on pourra avoir, la maladie suivra son cours.

# OBSERVATIONS

OBSERVATION I. — Robay. — Salle 4, lit 1.

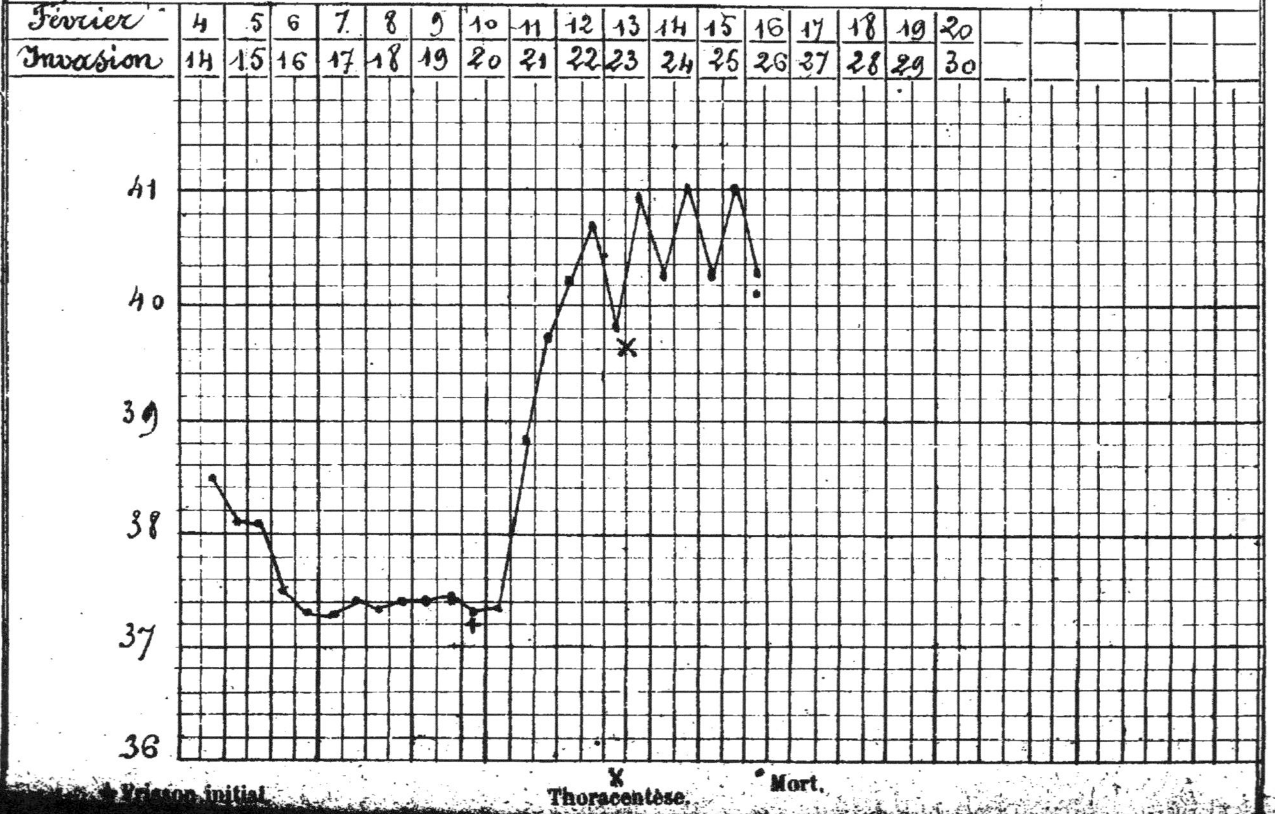

| Février | 4 | 5 | 6 | 7 | 8 | 9 | 10 | 11 | 12 | 13 | 14 | 15 | 16 | 17 | 18 | 19 | 20 |
|---|---|---|---|---|---|---|---|---|---|---|---|---|---|---|---|---|---|
| Invasion | 14 | 15 | 16 | 17 | 18 | 19 | 20 | 21 | 22 | 23 | 24 | 25 | 26 | 27 | 28 | 29 | 30 |

## Observation I.

21 *janvier* 1882. — R..... a eu un fort frisson qui a duré à peu près une heure. Un point de côté sous le mamelon à droite, continu, de médiocre intensité, a suivi le frisson et a persisté pendant quelques heures.

22 *janvier*. — Sueurs nocturnes, inappétence, pas d'expectoration notable. — Le malade traîne ainsi jusqu'au 4 février, jour de l'entrée à l'hôpital.

4 *février*. — On trouve à l'examen :

A droite et en arrière, dans la moitié inférieure de la poitrine, jusqu'à un travers de doigt au-dessous de l'épine de l'omoplate, matité dans la même étendue, abolition absolue du murmure vésiculaire, disparition des vibrations et égophonie. Rien au cœur; état général bon. — Température 38° 5.

5 *février*. — Température matin, 38° 1 ; soir, 38° 1. — Même état.

6 *février*. — Température matin, 37° 6 ; soir, 37° 3. — L'épanchement pleural a diminué d'un travers de doigt.

7 *février*. — Température matin, 37° 3 ; soir, 37° 4. — L'épanchement a encore diminué.

*8 février*. — Vibrations thoraciques nulles dans le tiers de la poitrine à droite et en arrière. Matité et silence dans les mêmes régions. Courbe parabolique de l'épanchement. Au dessus, à la racine de l'épine de l'omoplate, souffle doux et voilé. Un peu d'égophonie. Pas de pectoriloquie aphone, pas de skodisme en avant, pas de toux, pas d'expectoration, pas de dyspnée, pas d'embarras gastrique. La langue est un peu jaunâtre, mais le malade dit avoir appétit. — Etat général excellent.

*9 février*. — La matité persiste telle qu'hier, mais on entend partout la respiration à droite. Le côté gauche n'a jusqu'ici présenté rien d'anormal, mais aujourd'hui on trouve de ce côté obscurité du murmure vésiculaire dans une étendue de deux travers de doigt à partir du cul de sac inférieur de la plèvre ; submatité dans les mêmes limites. Rien au cœur, pouls calme à 76 pulsations. — Température matin, 37° 4 ; soir, 37° 4.

*10 février*. — Température matin, 37° 3 ; soir, 37° 3. A droite, plus de matité, respiration normale. Même état.

*11 février*. — Même état — Température matin, 37° 3 ; soir, 37°. Tout signe d'épanchement à droite a disparu.

*12 février*. — Vers sept heures du matin, sans cause aucune, R..... a un violent frisson qui dure trois quarts d'heure. Dyspnée intense, agitation considérable. Douleurs vives, déchirantes à droite le long des attaches du diaphragme. Les deux tiers inférieurs du thorax en arrière sont mats absolument ; dans la même étendue, silence ; pas d'égophonie, pas de pectoriloquie aphone ; skodisme en avant sous la clavicule. Le soir, à la contre-visite, il y a comme prescription 30 grammes d'eau-de-vie allemande et 30 grammes de sirop de nerprun. Pas de selles. Emétique au lavage. Matité absolue en arrière. Skodisme en avant, pas de pectoriloquie aphone. Etat général grave. — Température 38° 8 le matin ; 39° 7 le soir.

13 *février, matin.* — Silence absolu en avant et en arrière dans tout le côté droit. Matité dans les mêmes limites. Dyspnée intense. Pouls 140. Température, 40° 2. Pas de nouveaux frissons. Remarquer que le frisson a été unique jusqu'ici et a eu lieu le matin. Battements cardiaques précipités et tumultueux ; pas de bruits morbides. Constipation absolue. Pas de vomissements. Pas de toux, pas d'abaissement du foie, pas d'œdème de la paroi thoracique. — Prescriptions : Eau-de-vie allemande, 30 grammes ; sirop de nerprun, 30 grammes ; une goutte d'huile de croton.

*Soir.* — L'état empire visiblement, pas d'aggravation des symptômes asphyxiques. Le malade a la face injectée, les lèvres sont cyanosées. Respiration 58 ; pouls 148. — A ce moment apparaît une complication ; le malade ne peut plus avaler. Les mouvements de la déglutition amènent par réflexe une toux spasmodique et convulsive qui empêche même les liquides de traverser l'œsophage ; un peu d'œdème diffus de la paroi thoracique qui devient douloureuse à la pression.

*Huit heures du soir.* — Etat encore plus grave. — Pouls 160 ; respiration 58. — Le malade ne réagit plus ; il asphyxie. On pratique la thoracentèse et on retire 1,300 grammes d'un liquide purulent rosé, couleur café au lait foncé. — La ponction fait tomber la respiration à 39. Le pouls ne varie pas, la température axillaire et rectale non plus. Le poumon se dilate.

Après l'opération, murmure vésiculaire normal en avant et en arrière, dans toute l'étendue. On n'observe aucun des symptômes (toux, etc.) qui succèdent ordinairement à la thoracentèse. Immédiatement, le malade, tourmenté par une soif ardente, peut boire sans tousser. On vide par le cathérisme la vessie qui s'était laissée distendre.

Malgré la disparition intégrale des phénomènes morbides thoraciques, l'état général n'est pas sensiblement amélioré.

Prescriptions : potion éthérée ; vin sucré.

14 *février.* — Température 39° 8. — L'état général est amélioré. Le malade ne se souvient pas de l'opération subie hier soir. Il est calme. Pouls 52 ; respiration 44. — Matité en arrière jusqu'à la pointe de l'omoplate, respiration rude, gros râles sous-crépitants dans le reste du poumon. Silence dans la zône de matité. En avant légère submatité, respiration bronchique. Poumon gauche : respiration puérile en avant, en arrière.

Au fond de la gouttière pleurale, un travers de doigt de matité avec disparition du murmure vésiculaire. Nulle part de pectoriloquie aphone. Deux selles cette nuit.

*Soir.* — A peu près même état. Température 40° 9.

15 *février.* — Température matin, 40° 3 ; soir, 41°. On observe un léger état parétique du membre inférieur droit avec hyperesthésie cutanée sans changement de volume du membre, ni de coloration du tégument. Douleurs spontanées et paralysie du bras droit avec hyperesthésie. Pour les autres symptômes, même état que la veille.

16 *février, matin.* — Respiration bronchique avec gros râles muqueux en avant et à droite, submatité au même niveau ; frottement dans l'aisselle, dans une espace large comme une pièce de cinq francs. Matité en arrière dans les mêmes limites qu'après la thoracentèse. — Température 40° 7; pouls 160 ; respiration 60 ; râles trachéaux.

Membre inférieur droit. Rougeur diffuse du mollet et de la cuisse, — plaque rouge sombre du volume de un franc, un peu au-dessus et en dedans de la pointe de la rotule. Hyperesthésie considérable de la peau. Le membre inférieur est inerte, en abduction et demi-flexion, reflexes abolis, gonflement œdémateux dur. Pas de symptômes de phlébite. Le membre supérieur est dans le même état que la veille.

*Soir.* — Etat plus grave encore. — Température 40° 7. Ventre météorisé et dur. On retire de la vessie par le catethérisme 550 grammes d'urines de couleur foncée, fortement albumineuses. Mort par asphyxie comateuse à 3 h. 45 du matin.


## NÉCROPSIE


*Plèvre droite.* — La cavité pleurale droite contient à peine 300 grammes d'un liquide complétement purulent, de couleur laiteuse. Les deux feuillets de la plèvre sont couverts d'une fausse membrane mamelonnée, jaunâtre. Entre les lobes du poumon se voient des amas de fibrine coagulée, comparables, pour l'aspect général, à de l'épiploon fortement imprégné de pus.

Sur le poumon, le feuillet pleural a formé sept à huit abcès du volume d'une noisette, irrégulièrement disposés sur la face externe du lobe supérieur. Le poumon droit n'a perdu qu'à peu près le tiers de son volume; il est rejeté sur le médiastin, mais sa base touche au diaphragme ; le tissu pulmonaire est congestionné; les bronches sont remplies d'un liquide spumeux, aéré.

*Membre inférieur droit.* — Pas de phlébite; abcès diffus dans l'épaisseur des jumeaux, du jambier antérieur et du triceps crural.

Tous les autres organes sains, excepté une vive congestion de la région des racines et du noyau du pneumogastroque dans le bulbe. Moëlle saine, nerfs *(idem).*

Je supprime le reste de l'autopsie qui ne présente aucun intérêt dans le cas actuel.

Cette observation nous semble présenter quelques particularités intéressantes, peut-être bonnes à signaler :

1° La rapidité de la purulence et la mort avec infusion purulente en cinq jours, sans presque de reproduction de l'épanchement pleural.

En effet, le malade depuis plusieurs jours déjà à l'hôpital était à peu près complètement guéri d'un épanchement séreux peu considérable, et qui avait à peine causé une élévation de température de quelques dizièmes de degré. Tout à coup, après une nuit absolument tranquille, sans qu'on puisse, avec quelque apparence de raison, incriminer la moindre cause, il se fait un épanchement purulent qui, d'emblée, en 24 heures, arrive à remplir la cavité pleurale. Ce n'est pas là la marche habituelle de la pleurésie purulente spontanée simple. Chercher les causes de cette particularité serait oiseux et inutile, car on ne peut trouver « qu'un génie épidémique particulier, » une constitution médicale régnante et qui s'est traduite par des péritonites purulentes, des pleurésies purulentes et des méningites de même nature, ce qui n'est que la constatation d'un fait indéniable, et non la preuve de ce fait même.

Mais on peut tirer de cette marche suraiguë d'une affection généralement plus lente un enseignement utile touchant la nature même de la maladie. Appeler un cas semblable « pleurésie purulente » est-ce légitime ? Il y avait bien épanchement pleural purulent, mais bien certainement cet épanchement n'était que l'effet d'une intoxication putride, venue je ne sais d'où, je le confesse volontiers, mais réelle.

L'épanchement purulent se produit en 24 heures, et la mort est imminente par asphyxie le 2ᵉ soir depuis le début du mal. La thoracentèse n'a presque en rien amélioré les symptômes. En faisant disparaître un épanchement considérable, elle a fait cesser un état congestif particulier des pneumogastriques dont je parlerai plus tard ; mais la température n'a pas baissé, et le lendemain matin on observait des signes de lymphangite profonde dans le membre inférieur droit; quelques heures plus tard, arrivaient le gonflement, l'œdème dur, et les traînées rouges de la lymphagite. On ne peut que difficilement admettre que l'infection partit de la plèvre; elle s'était produite d'abord là, parce que là elle trouvait une séreuse débilitée par une inflammation récente que c'était un locus minoris resistanciæ; puis, elle a donné les abcès diffus du membre inférieur droit, et nous avons vu qu'il n'y en avait aucun autre ailleurs dans le siége habituel des abcès métastatiques. Pourquoi dans le membre inférieur droit, plutôt que dans le foie qui pouvait si facilement être atteint par les puits lymphatiques du diaphragme?

Dans les cas d'empyème, on a constaté l'hémiplégie du côté de la lésion et des paralysies vaso-motrices dans les mêmes territoires. Les observations postpleurétiques sont au moins aussi nombreuses que celles appelées par M. Lépine, à tort ou à raison, pneumoniques. Il n'y a' donc rien que de parfaitement physiologique dans la localisation que nous signalons. Au reste, le 13 au matin, recherchant une hémiparaplégie possible, nous avons observé un ralentissement marqué de la circulation, une réplétion sanguine considérable qui, quelques heures plus tard, devait donner de l'œdème (paralysie vaso-motrice), et une hyperesthésie marquée. Il y avait, au plus, une impotence fonctionnelle absolue du membre. Nous avons cru à une hémiparaplégie pendant quelques heures ; mais, à la contre-visite, déjà les signes d'une inflammation diffuse purulente étaient visibles.

Donc, comme physiologie pathologique, nous voyons :

1º Epanchement purulent dans la plèvre droite encore malade ;

2º Paralysie vaso-motrice du membre inférieur du même côté ;

3º Abcès intra-musculaire (pus infiltré) dans les muscles de la jambe et de la cuisse droite.

La thoracentèse n'a eu aucun bon résultat ; l'évacuation du pus n'a en rien amendé les accidents. Pouvait-on mieux en attendre ?

M. Dieulafoy (Traité de l'aspiration, page 353) écrit : Cette maladie « la pleurésie purulente » nous paraît avoir perdu de sa gravité, depuis que nous possédons de nouveaux moyens de la combattre. La cause de la maladie domine toute la situation et permet de séparer nettement, en deux classes, les épanchements purulents de la plèvre : la pleurésie est-elle ou n'est-elle pas de nature tuberculeuse ?

Ces moyens dont parle M. Dieulafoy sont la thoracentèse, l'empyème, etc., etc. En quoi ont-ils été bien utiles ici ? Le liquide purulent s'est trop peu reproduit pour justifier une nouvelle intervention opératoire, et cependant l'état général n'a fait qu'empirer. Donc, la thoracentèse peut, dans un cas de pleurésie purulente simple, être parfaitement inutile, quand cette pleurésie est septicémique.

De plus, il faut, parmi les pleurésies purulentes non tuberculeuses, spontanées, protopathiques, admettre qu'il y aura des pleurésies tellement aiguës, à marche inflexible, que l'on pourrait appeler septicémiques, dans lesquelles l'état de la plèvre n'est rien. On a alors une intoxication purulente à marche suraiguë, dans laquelle le pus se collecte tout d'abord dans la plèvre pour une raison ou pour une autre. Dans ces cas, l'organisme tout entier est profondément atteint, et la cause de la perturbation profonde de toutes les fonctions n'est pas l'inflammation, l'état purulent de la plèvre. Demander à la thoracentèse la modification d'une septicémie contre laquelle elle ne peut rien, est exagéré. La marche générale de la maladie ne sera donc en rien modifiée dans les cas semblables à celui que je relate ; mais il faut la faire malheureusement, parce qu'on a la main forcée et qu'on ne peut laisser, pour ne pas la faire, asphyxier le malade.

Nous avons dit que le 12, dans la soirée, R... ne pouvait plus avaler une seule goutte de liquide ; quelle est la cause et l'explication de cet accident ?

Etablissons d'abord les conditions dans lesquelles se produisait ce phénomène dont nous voulons nous occuper.

R... avait une soif ardente, mais l'ingestion d'une seule gorgée de liquide amenait des quintes de toux d'une violence extrême, et l'eau ne dépassait pas le pharynx. On connaît la toux des pleurétiques à épanchement modéré qui s'asseyent, qui revient par la percussion quand elle a cessé ; on sait l'influence de la réplétion et des troubles gastriques sur le rythme cardiaque (je veux parler simplement des relations reflexes sans importante lésion des solides) ; le fait signalé ici est une particularité physiologique qui prouve la pathogénie des reflexes possibles entre les trois principaux départements pneumogastriques : cœur, estomac, poumon ; il n'a d'autre intérêt que celui-là.

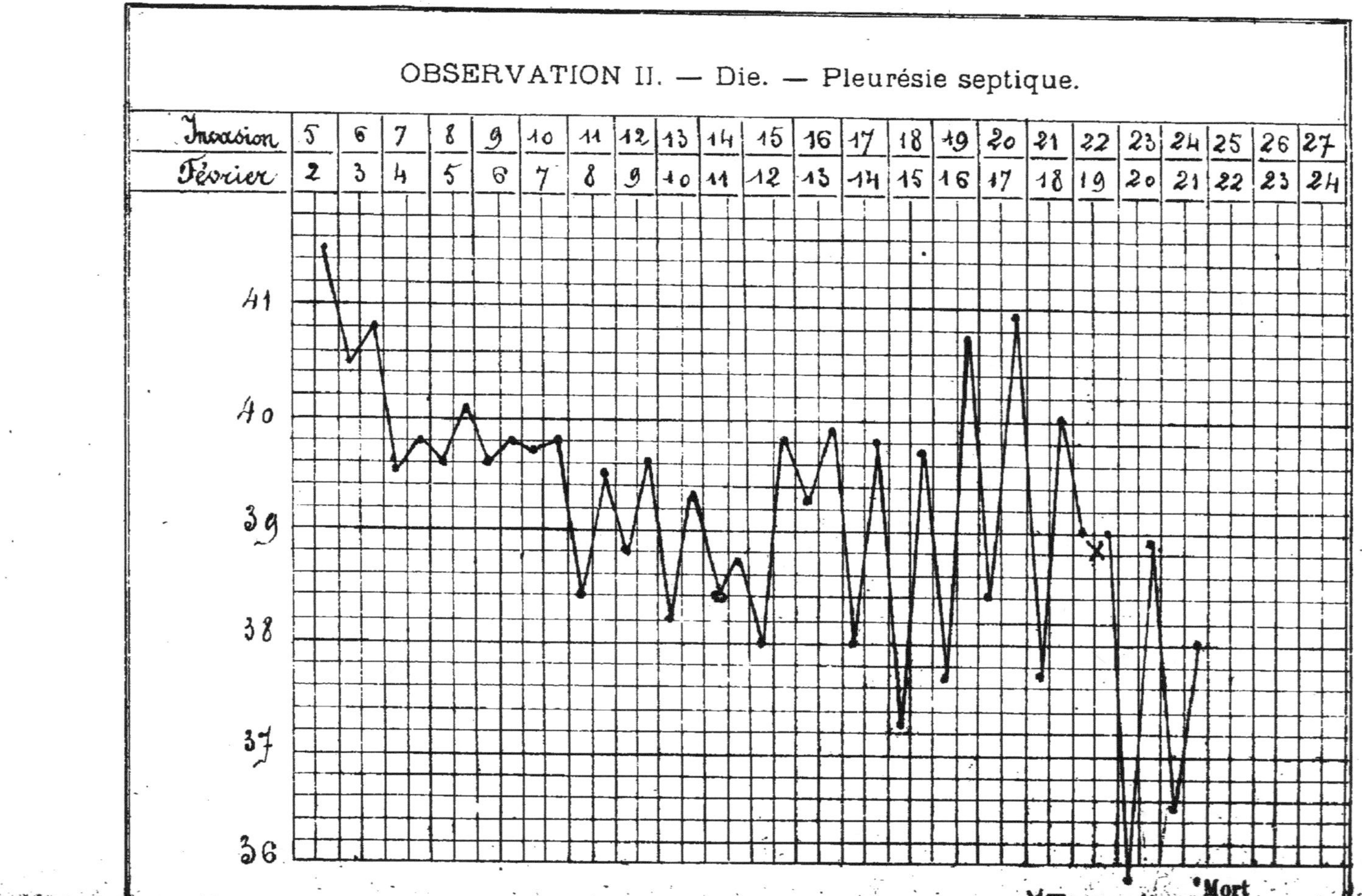

OBSERVATION II. — Die. — Pleurésie septique.

## Observation II

D..., fantassin, 22 ans, garçon meunier.

Antécédents héréditaires, nuls.

Antécédents personnels, nuls.

Entré à l'hôpital le 8 février. Signes de pleurésie à droite. Température élevée. Etat général grave. Pas de skodisme en avant. — Pouls à 120. Toux pénible et fréquente, quinteuse.

*9 février.* — Température matin, 39° ; soir, 37° 6.

En arrière, à gauche, sonorité normale. A droite, matité absolue, respiration entendue dans presque tout le poumon. Souffle doux vers la racine des bronches ; la respiration est lointaine jusqu'à l'épine de l'omoplate, voilée mais non disparue ; vibrations thoraciques nulles ; égophonie épistaxis, diarrhée.

*10 février.* — Même état.

*11 février.* — *Idem.*

*12 février.* — *Idem.*

*13 février.* — *Idem.*

*14 février.* — A droite, silence absolu dans toute la poitrine, pectoriloquie aphone. Le foie est abaissé de cinq centimètres à peu près. Cœur non déplacé.

Jusqu'au 19 février, l'état général va en s'aggravant ; ce jour-là on fait la thoracentèse et on retire 3 litres 500 de pus. Mort le lendemain.

A l'autopsie, fausses membranes vasculaires purulentes dans la plèvre droite, mais à peine 300 grammes de pus bien lié, crémeux. Plus rien de remarquable.

OBSERVATION III. — Mauclerc. — Pleurésie septique, comme début, prolongée en pleurésie purulente simple.

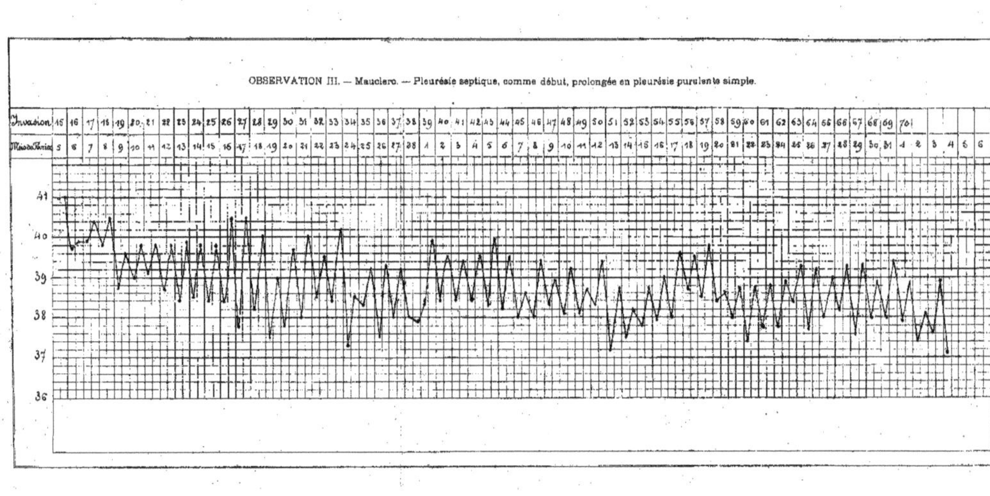

III. — Mauclerc.

| 32 | 33 | 34 | 35 | 36 | 37 |
|----|----|----|----|----|----|
| 22 | 23 | 24 | 25 | 26 | 27 |

## Observation III

M...., Isidore, né dans le département du Nord en 1858, fantassin, fileur en laine.

**A. H.** — Père mort à la suite d'un coup de pied de cheval ; mère vivante.

**A. P.** — Quoique pas très vigoureux, le sujet dit n'avoir jamais été malade.

**Maladie actuelle.** — Reporte à un mois le commencement de sa maladie. Diarrhée pendant trois semaines. Toux, expectoration médiocre pendant huit jours ; fièvre et délire pendant la nuit. Deux jours après point de côté mamelonnaire à droite. Entre à l'hôpital le 5. — Température 40°.

On constate une pleurésie à droite avec épanchement jusqu'au niveau de l'épine de l'omoplate. — Eau-de-vie allemande, diurétiques.

Le 7, vésicatoire Kermès, ventouses scarifiées.

Le 8, matité jusqu'à deux travers de doigt au-dessous de l'épine de l'omoplate. Vibrations thoraciques disparues. Respiration entrecoupée, peu profonde, quelques râles sous-crépitants, souffle doux dans la fosse sous-épineuse droite ; respiration perceptible jusqu'au niveau de la matité, skodisme en avant dans le creux sous-claviculaire. — Température 39° 8. — Douleur le long des attaches du diaphragme. Battements du cœur un peu précipités. — Pouls, 100. Oxymel scillitique, 30 grammes.

9 *février*. — Température matin, 40° 5 ; soir, 38° 7. — Amélioration générale sensible. A droite, skodisme ; en avant, respiration à peu près pure. En arrière, matité presque jusqu'à l'épine, respiration soufflante ; quatre travers de doigt au-dessous, égophonie. A gauche, en avant, rien ; en arrière, râles sous-crépitants. Dyspnée.

10 *février*. — Mêmes signes, pas d'égophonie à droite. — Température matin, 39° 6 ; soir, 39°.

11 *février*. — Température matin, 39° 8 ; soir, 39° 1. — A droite, respiration soufflante jusqu'à un travers de doigt au-dessous de l'épine.

12 *février*. — Température 38° 7. — La respiration se fait entendre soufflante plus bas que hier ; dyspnée, râles sous-crépitants du côté droit.

13 *février*. — Même état. Le liquide a baissé de demi travers de doigt. — Température 39° 9.

14 *février*. — Température 38° 5. — Matité à droite jusqu'à l'épine de l'omoplate et silence ; respiration bronchique dans la fosse sous-épineuse, pas d'égopho-nie, pectoriloquie aphone. En avant, skodisme et respi-

ration rude ; congestion pulmonaire à gauche. — Pouls 116 ; respiration 48.

16 *février*. — Température matin, 40° 5 ; soir, 40° 5.

17 *février*. — Température 37° 8. — Matité dans le même niveau. Jusqu'au fond de la gouttière vertébrale on entend un léger frottement et un souffle doux, lointain ; égophonie, pectoriloquie aphone, skodisme et respiration en avant.

Le 22 avril, le malade est encore dans les salles ; la fièvre n'a pas cessé un seul jour, la nutrition est mauvaise et tout fait supposer que la plèvre contient un kyste purulent de moyen volume.

Dans ces deux dernières observations, on notera l'observation de la pectoriloquie aphone avec épanchement purulent incontestable, contrairement aux assertions de Bacelli et de M. Guéneau de Mussy.

La pectoriloquie aphone est signalée par les auteurs comme symptôme dyagnostique caractérisant l'épanchement pleural séreux au séro-fibrineux du moins. Cependant, ici, la pectoriloquie aphone a été constatée presque journellement sans aucun changement dans la nature de l'épanchement qui était purulent d'emblée. Comment peut-on expliquer cette particularité. Il serait facile d'établir une théorie sur la densité de l'épanchement et son homogénéité, conditions qui rendent plus facile et plus complète la transmission des vibrations vocales. Mais cette discussion ne saurait avoir qu'un intérêt restreint, aussi nous contenterons-nous de signaler la coïncidence d'un épanchement considérable avec la pectoriloquie aphone, laissant à de plus autorisés le soin d'expliquer ce phénomène.

*N. B.* — Le nommé M. a été envoyé en convalescence dans son pays où il est mort dans une attaque comateuse un mois après avoir quitté l'hôpital. L'autopsie n'a pas été faite.

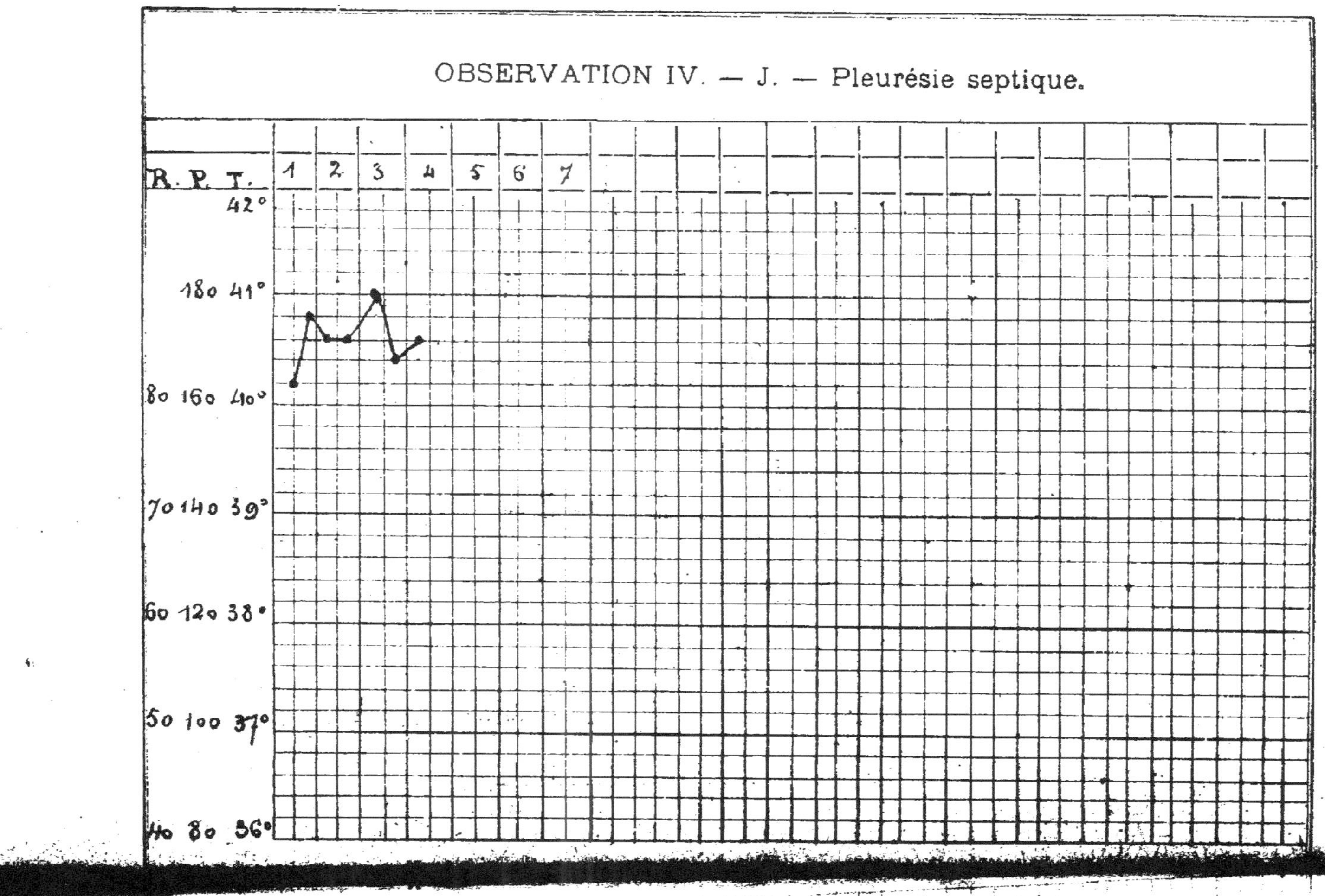

OBSERVATION IV. — J. — Pleurésie septique.

## Observation IV

Jouin a présenté comme symptôme prédominant une dyspnée excessive et croissante jusqu'au moment de la mort. Peu de douleur thoracique, expectoration d'abord blanche, bronchique, puis presque purulente. Râles sibilants et sous-crépitants dans toute la poitrine, submatité dans la fosse sous-épineuse droite, matité du même côté jusqu'au cul-de-sac pleural inférieur. — La température s'est maintenue entre 40° et 38 ; le pouls de 110 est arrivé à 140 le jour de la mort. Après être montée à 60, la respiration était descendue à 45. On a employé les vésicatoires, l'alcool, le kermès. L'état du malade n'a été influencé par rien et la mort est arrivée par une syncope subite, le 6, à dix heures du matin.

### EXAMEN NÉCROSCOPIQUE

Cadavre ayant appartenu à un sujet vigoureux, pâle ; pas d'œdème ; des deux côtés traces de deux grands vésicatoires et ventouses scarifiées sur le **thorax.**

*Cavité czanienne*. — Congestion cérébrale surtout de la protubérance et dans l'insula de Reil.

*Cavité abdominale et organes y contenus*. — Normaux.

*Cavité thoracique*. — Cœur normal, péricarde sain, pas de liquide. La cavité pleurale gauche contient à peu près un litre d'un liquide purulent, verdâtre, floconneux, sans odeur. La plèvre dans les deux feuillets est couverte d'une fausse membrane jaune et mamelonnée. Le poumon gauche est seulement diminué de moitié de volume ; il n'est pas remonté. Entre les deux lobes, on remarque un kyste séro-purulent d'une contenance de demi litre à peu près. Le tissu pulmonaire est congestionné, de couleur ardoisée ; les bronches sont pleines d'un liquide spumeux, verdâtre, assez semblable à celui qui est épanché dans la cavité pleurale.

*Poumon droit*. — Emphysème sous-pleural au sommet du lobe supérieur qui dans le reste de son étendue est sain.

*Lobe moyen*. — Emphysème marginal et noyaux d'hépatisation rouge, avec une zone de collapsus assez peu étendue.

*Lobe inférieur*. — Hépatisation par ilots du tissu pulmonaire, emphysème marginal et collapsus (atélectasie, état fatal) de toute la partie posséro-inférieure de ce lobe.

Les bronches sont peu dilatées. Tous les organes dont je ne parle pas sont sains.

En résumé, à gauche, pleurésie aiguë purulente ; à droite, bronchite capillaire avec ses lésions ordinaires, dilatation des petites bronches, hépatisation rouge, collapsus et emphysème.

En résumé, pleurésies purulentes septicémiques, l'une suraiguë, deux autres aiguës, toutes trois suivies de mort ; une bute encore en observation.

Rapprochons de ces faits les péritonites purulentes et les méningites cérébro-spinales observées ailleurs, et l'observation de méningite cérébro-spinale légère que nous rapportons plus loin, et l'on aura la trace de l'établissement d'une constitution médicale qui a imprimé à ces maladies de siéges divers un cachet commun : la purulence et une gravité insolite.

On n'est pas autorisé à admettre un empoisonnement septique que le milieu ne rendait pas possible. Les services de chirurgie étaient peu chargés à ce moment-là et les hommes qui font le sujet des observations ci-jointes n'avaient subi aucun traumatisme. On ne saurait non plus incriminer la thoracentèse qui a été pratiquée dans deux cas ; l'épanchement était, nous avons déjà eu l'occasion de le faire remarquer, purulent d'emblée.

Nous croyons donc nous être trouvé là en présence d'une affection particulière, du groupe des pleurésies purulentes, mais ayant des symptômes et une marche assez distincts pour motiver une description spéciale.

## Observation V

M. QUINQUAUD. THÈSE DE A. GOUMY

La nommée G... M., âgée de 49 ans, entrée à l'hôpital St-Antoine le 3 août 1880, salle St-Louis, nº 16, pour embarras gastrique, est sortie pendant quelques jours, puis rentrée le 10 septembre.

Cette femme a toujours été d'une bonne santé, n'a jamais eu qu'une fièvre typhoïde à l'âge de 20 ans. Rougeole à 10 ans. Varioloïde à 25 ans.

*Antécédents héréditaires.* — Son père est mort d'une attaque d'apoplexie ; sa mère a eu une hydropisie dont la malade ignore la nature ; un frère mort phtisique, ses autres frères et sœurs se portent bien.

G... raconte qu'elle était domestique et qu'elle se fatiguait beaucoup depuis un an, soit dans le ménage, soit à faire des courses pénibles : néanmoins elle en s'était pas alitée. Quinze jours avant d'entrer à l'hôpital, elle s'est sentie mal à la tête, courbaturée, mais pouvait encore vaquer à ses occupations.

Hier, elle a marché beaucoup, a eu chaud et a été surprise par un courant d'air froid qui l'a glacée.

Rentrée chez elle le soir, elle a eu un grand frisson de deux heures de durée, avec claquement de dents; elle s'est alitée et a passé une nuit agitée ; elle a eu de la fièvre avec du subdelirium. Le lendemain matin, le point de côté a été tellement violent qu'elle jetait des cris. Cette douleur de côté a été calmée par une application de cinq sangsues.

12 *septembre*. — On constate l'état suivant :

Abattement et prostration extrême ; la face est un peu colorée, la malade ne peut s'asseoir sur son lit ; la langue est très saburrale, avec desquamation gingivale abondante; perte absolue d'appetit, soif vive, légère douleur épigastrique avec un peu d'anxiété respiratoire ; diarrhée légère et fétide : urines légèrement albumineuses, peu abondantes, d'un rouge foncé, urée : 40 grammes par litre.

Le pouls est à 120, dicrote, aucun souffle cardiaque. — Température rectale, 40° 1 ; peau chaude et mordicante.

La douleur du côté gauche est moins vive, persiste au niveau des fausses côtes ; léger bruit skodique en avant de la poitrine à gauche, rien de particulier à l'auscultation en avant.

En arrière et à gauche, matité dans le tiers inférieur de la poitrine, absence des vibrations thoraciques à ce niveau ; souffle doux et étalé ; persistance des râles même pendant la toux ; pas d'expectoration. Rien du côté opposé, si ce n'est une exagération relative du murmure respiratoire ; rien aux sommets : agitation pendant la nuit, sans caractère; le malade ne présente aucun degré d'alcoolisme.

13 *septembre*. — Pulsations, 116 ; respiration, 30 ; température, 39° 8.

L'angoisse respiratoire, la douleur de côté, la dyspnée sont moins vives ; mais l'état s'est aggravé ; la malade est dans la stupeur avec fuléginosités lubiales, gingivales et nasales ; la langue est sèche ; la diarrhée est séro-muqueuse (quatre selles dans les vingt-quatre heures) ; le gargouillement abdominal se perçoit dans les fosses iliaques droite et gauche et au niveau de de l'ombélie ; pas de taches rosées lenticulaires, pas d'épistoxis ; la rate ne paraît pas augmentée de volume.

L'état local a subi quelques changements. La matité remonte jusqu'à la moitié de la poitrine en arrière ; en avant, le bruit skodique est très net. Dans le tiers inférieur de la poitrine, le souffle fait place à l'absence de la respiration ; pas d'œdème des parois thoraciques ni des membres inférieurs ; le périmètre thoracique a augmenté de un centimètre et demi ; l'épanchement est donc plus considérable ; néanmoins la gêne respiratoire est moins vive, ce qui semble tenir à la diminution du point de côté et aussi à la prostration qui est plus grande.

Les urines sont fébriles, rouge foncées, chargées d'urates, avec des traces d'albumine. La malade ne prend que du bouillon et du lait, 50 centigr. de sulfate de quinine; chaque jour on lui applique 12 ventouses sèches. Potion de Todd phéniquée.

*Le* 15. — Pulsation, 114; respiration, 28; température, 39° 7.

L'adynamie est encore plus accentuée.

La matité absolue remonte jusqu'à deux travers de doigt de l'épine de l'omoplate; de la submatité est perçue en avant du thorax, avec apparition d'un léger souffle; l'épanchement est tournant.

*Les* 17, 18, 19 *et* 20. — L'état général et l'état local s'aggravent encore; le pouls s'élève et oscille entre 126 et 118; la respiration entre 36 et 30; la température entre 40° 5 et 39° 8; la stupeur progresse, la diarrhée reste stationnaire sans ballonnement considérable; pas de frissons; la langue reste humide sur les bords, se dessèche au milieu; pas d'épistaxis, aucune tâche rosée lenticulaire; la douleur de côté persiste, mais atténuée; cependant la matité s'étend jusqu'à l'épine de l'omoplate, et dans le tiers inférieur de la poitrine il y a silence absolu sans œdème des parois; respiration supplémentaire du côté opposé. Le cœur est un peu refoulé à droite. Par la palpation on sent une résistance très nette du côté de l'épanchement. La matité et le souffle se perçoivent au niveau de la région cardiaque, au-dessus du mamelon, surtout latéralement.

*Du 22 au 24.* — Le pouls est à 130, la température à 40° 2, et la respiration à 38.

L'épanchement augmente en avant et en arrière de

la poitrine; le cœur est dévié à droite, le maximum des bruits s'entend sous le sternum; la diarrhée a cessé depuis trente-six heures.

*Le* 25. — La respiration s'accélère, et, de temps à autre, le malade accuse une gêne respiratoire manifeste. On applique encore des ventouses sèches qui paraissent soulager la malade pendant quelques heures : mais le lendemain 26, malgré la fièvre, malgré l'état aigu, le pouls était à 132, la température à 40° 4, la respiration à 42. On fait une thoracentèse, qui donne issue à 1 litre de liquide très légèrement louche, et renfermant, immédiatement après la ponction, quelques microphytes; ces derniers, d'ailleurs, existaient également dans l'urine récemment expulsée, tandis qu'on n'en voyait pas dans le liquide sanguin.

Le lendemain 27, le pouls était à 124, la température à 39° 8, la respiration à 26. La malade se sentait soulagée, elle respirait plus facilement; néanmoins, le soir elle fut prise de frissonnements, malgré le sulfate de quinine qu'elle absorbait chaque jour.

Après la thoracentèse, la respiration s'étendait à la base, toutefois avec un léger souffle; à la place de la matité on percevait la submatité; les vibrations thoraciques avaient reparu quoique atténuées; le cœur était revenu à sa place normale.

*Les* 28, 29 *et* 30 — Le pouls oscille entre 124 et 130; la température se maintient à 40°; l'épanchement s'est reproduit assez rapidement; on fait une nouvelle ponction qui amène 1[2 litre de liquide très louche.

Cette dernière ponction n'amena qu'un soulagement de quelques heures; le soir même, l'oppression et la fièvre augmentaient.

La malade succomba dans la nuit avec une prostration extrême, une température de 40° 8 après une courte agonie.

*Autopsie.* — La plèvre gauche contient 450 grammes de liquide louche puriforme, elle est rouge, tapissée de fausses membranes récentes, au niveau du diaphragme et des fausses côtes; le poumon est légèrement affaissé, sans phlegmasie parenchymateuse. La pleurésie adynamique avec liquide puriforme est de la dernière évidence. Il y a dans le liquide des leucocytes nombreux.

Du côté opposé, on observe une légère congestion à la base; le reste du poumon est sain, ainsi que la plèvre.

Le péricarde est normal; le cœur est sain; sur les orifices, à peine quelques points jaunâtres à l'ouverture de la valsule mitrale.

Les plaques de Peyer sont nettement appréciables, mais sans gonflement pathologique et sans ulcérations. De même pour les follicules clos.

Le cerveau est un peu congestionné, sans trace de phlegmasie méningée. Le sectionnement ne permet de découvrir aucune lésion. Quelques points athéromateux sur les artères de la base.

La moelle n'est pas examinée, mais le bulbe est

absolument sain et les méninges à ce niveau ne présentent rien de morbide.

Les reins sont congestionnés, mais sans atrophie ni altérations appréciables à l'œil nu. L'examen histologique n'a pas été fait.

# Observation VI

RECUEILLIE PAR M. COMBY. — SERVICE DE M. PROUST

Daniel-Pierre, 24 ans, chauffeur, entre le 25 mars 1880 salle St-Charles, n° 3, service de M. Proust.

Cet homme est extrêmement robuste et n'a jamais été malade. Il exerce la profession de chauffeur à la Compagnie des chemins de fer du Nord ; son service, très pénible, l'expose aux changements de température, sans parler des excès alcooliques auxquels il doit se livrer malgré son silence à cet égard.

Il y a huit jours, faisant le service de nuit, il a éprouvé un grand frisson suivi d'un point de côté à droite avec toux et crachats peu abondants.

A partir de ce moment, il a été très malade, s'est mis au lit et nous a été adressé par le médecin de la Compagnie.

*Etat actuel*. — Face vultueuse et presque cyanosée, dyspnée extrême, crachats assez abondants, aérés, spumeux, non colorés mais légèrement adhérents au vase. Peau chaude et humide. — Température 40° 6 sous l'aisselle ; pouls 116.

Ces symptômes d'une gravité aussi marquée nous faisaient immédiatement penser à une hépatisation pulmonaire ou à une fièvre typhoïde.

La pleurésie paraissait peu probable ; mais l'auscultation vint immédiatement affirmer le diagnostic qui avait paru de prime abord le moins vraisemblable.

En avant, il existait du côté droit et sous la clavicule un bruit skodique ; plus bas, la sonorité était diminuée. De nombreux râles ronflants et sibilants existaient des deux côtés.

En arrière, il existait de la matité, avec diminution des vibrations thoraciques dans la moitié inférieure du poumon droit, léger souffle et égophonie. Comme dans la partie antérieure, on entendait dans toute la poitrine des râles sibilants et ronflants avec quelques râles sous-crépitants dans l'aisselle, indiquant une congestion broncho-pulmonaire intense, venant compliquer la pleurésie. L'épanchement pleurétique était trop peu abondant pour expliquer la gravité de l'état général. Aussi étions-nous réduit à le reléguer au second plan et à invoquer soit une pneumonie dont les signes auraient été masqués par ceux de la pleurésie, soit une fièvre typhoïde que semblaient traduire et la fièvre intense et l'abattement, et le facies du malade, et jusqu'à cette congestion intense du poumon qui tenait sous sa dépendance l'orthopnée et la cyanose. Mais le ventre ne présentait ni taches ni gargouillements, ni diarrhée.

On voit combien la question était complexe et difficile à résoudre.

Pour obéir à une indication urgente, nous fîmes appliquer sur le champ huit ventouses scarifiées au côté droit du malade. Le soulagement qui s'ensuivit fut très notable et le malade put dormir.

**26 *mars*.** — Cette amélioration est évidente le matin, la respiration est plus libre et la face moins cyanosée.

Mais le pouls est à 120 et la température à 39° 8. — Les signes physiques sont peu modifiés. Le soir, les symptômes s'aggravent de nouveau, la gêne respiratoire augmente ; le malade prend un vomitif sans succès. — Pouls 120 ; température 39° 9.

*Le* 27. — La nuit a été très mauvaise, très agitée ; le malade, en proie à un délire violent, a pu se lever et quitter la salle ; il a fallu plusieurs infirmiers pour le ramener de force à son lit. Le matin, une légère épistaxis survient par la narine droite. — Pouls 120 ; température 40°.

La matité est plus étendue que la veille ; le souffle tubaire occupe maintenant les trois quarts inférieurs du poumon droit.

Le soir, le pouls monte à 140 ; température 40° 4.

*Le* 28. — Le délire est continuel et la dyspnée s'accroît ; cependant la température est descendue à 39° 4 ; le pouls est à 124.

L'orthopnée et la cyanose sont tellement prononcées qu'elles nous déterminent à faire la thoracentèse, malgré la haute gravité de l'état général. La ponction faite au lieu d'élection donne issue à un litre de sérosité un peu louche, mais sans mélange de pus. Il n'en résulte aucun soulagement appréciable ; le soir, le pouls remonte à 136 et la température à 40° 4.

*Le 29.* — Application d'un large vésicatoire à droite et en arrière. — Pouls 132 : température 39° 6. Le malade est un peu plus calme ; son délire est tranquille et professionnel. Les signes physiques n'ont pas changé et le liquide soustrait la veille paraît s'être reproduit. — La température axillaire remonte le soir à 40° 5 et le pouls à 144.

*Le 30.* — Une deuxième ponction donne issue à un litre et quart d'une sérosité analogue à celle qui a été retirée deux jours auparavant. Malgré cette deuxième intervention, la maladie, loin de céder, ne fait que s'aggraver ; la température dépasse toujours 40° degrés le soir, le délire est continuel et le malade succombe le 2 avril, quatorze jours après le début de sa maladie.

*Autopsie (3 avril).* — A l'ouverture de la cage thoracique, nous constatons dans la plèvre droite un épanchement de sérosité limpide dont la quantité peut être évaluée à un litre.

Il n'existe pas de fausses membranes cloisonnant l'épanchement, ni d'adhérences unissant la plèvre pariétale à la plèvre viscérale. On aperçoit seulement à la surface des plèvres un exsudat pseudo-membraneux mou, friable, récent, qu'on enlève facilement par le grattage.

Le poumon droit est revenu sur lui-même et carnifié,

mais sans offrir aucune trace d'hépatisation ancienne ou récente ; il n'existe pas non plus de tubercules proprement dits. Cependant nous observons, en deux points, un petit foyer purulent, gros comme une tête d'épingle, peut-être d'origine tuberculeuse.

Du côté gauche, nous constatons une congestion assez vive du poumon ; mais cet organe crépite dans toute son étendue et ne présente pas la moindre hépatisation, pas le moindre tubercule.

Le péricarde est sain, le cœur absolument normal. Le foie est de volume moyen, un peu congestionné. Les reins sont gros, un peu rouges.

Rien dans le cerveau.

Du côté de l'intestin, nous avons cherché attentivement des lésions du côté des follicules clos et des plaques de Peyer. Nous n'avons pu constater que l'intégrité parfaite de ces organes.

## Observation — (Woillez).

PLEURÉSIE SURAIGUE. — MORT LE 15e JOUR

Le 27 août 1866, fut reçu à l'hôpital Cochin un maréchal-ferrant, âgé de 38 ans, n'ayant jamais été malade.

Cinq jours avant son admission, il avait éprouvé un malaise général, mais sans frisson intense, un peu de toux et une oppression marquée. Une douleur assez vive avait remonté peu à peu du rebord des fausses côtes vers l'aisselle.

A son entrée (5e jour) l'appétit était perdu, la langue recouverte d'un enduit épais et un peu rouge sur les bords ; la fièvre intense ; le pouls à 100.

Le côté droit de la poitrine, généralement peu sonore, offrait inférieurement en avant une matité qui ne s'étendait pas au-delà du mamelon, tandis qu'en arrière le son était exagéré au sommet, obscur au contraire à la partie moyenne et mat dans le tiers inférieur. Partout de ce côté la respiration était affaiblie, l'expiration prolongée au sommet ; pas de souffle : pas d'égophonie (chiendent nitré, poudre d'ipéca 2 grammes, 6 ventouses scarifiées).

*Sixième jour*. — Même état (chiendent nitré ; bouillons).

*Septième jour*. — Soulagement de la douleur ; oppression plus marquée le matin ; mêmes signes physiques, excepté qu'à la partie moyenne postérieure du côté droit le retentissement de la voix constitue un bourdonnement aigu.

*Huitième jour*. — Le pouls est à 120 ; la peau est chaude et sèche ; langue et dents fuligineuses ; un peu de délire ; oppression plus considérable ; respiration à 36; toux plus fréquente: à peu près les mêmes signes physiques ; bruits légers de frottements du côté droit ; à gauche, sonorité claire et bruit respiratoire exagéré avec expiration prolongée égale à l'inspiration (15 sangsues du côté droit ; bouillons).

*Neuvième jour*. — Les piqûres de sangsues ont saigné jusqu'à ce matin, sans que le malade ait pâli ; le pouls est encore à 120 ; quelques crachats muqueux transparents ; le bruit de frottement a disparu ; bruit respiratoire affaibli partout ; expiration soufflante au sommet ; il n'y a nulle part d'égophonie (chiendent nitré ; julep diacodé 15 grammes ; bouillons).

*Onzième jour*. — Pouls à 120, avec oppression visible ; prostration profonde ; même état d'ailleurs à l'auscultation et à la percussion (saignée de 300 gr.).

*Douzième jour*. — Etat général de plus en plus grave ; pas de changement dans l'état local.

*Quatorzième jour*.—L'état général est sensiblement aggravé ; le pouls toujours à 120, avait offert un peu de résistance ; il est devenu petit et facilement dépressible ; la face est couverte de sueurs, la respiration est plaintive à 36.

Le bruit respiratoire est toujours faible en avant, à droite ; en arrière, matité toujours limitée à la base ; du reste pas d'égophonie ni de souffle ; crachats muqueux et transparents.

Le malade meurt le lendemain, quinzième jour de la maladie.

*Autopsie* faite par le D<sup>r</sup> Lefeuvre, alors interne du service (vingt-six heures après la mort). — Les signes de percussion restent les mêmes que pendant la vie. — On perfore sous l'eau avec précaution le cinquième espace intercostal droit, dans la partie sonore, et il ne sort pas d'air, si ce n'est quelques fines bulles de gaz, provenant évidemment du poumon quand on enfonce le bistouri plus profondément en agrandissant l'incision, ce qui s'explique par l'adhérence du poumon aux côtes. La poitrine largement ouverte nous montre du côté droit un épanchement déjà purulent et extrêmement fétide. Cet épanchement de plus d'un litre et demi est surtout considérable à la partie sus-diaphragmatique de la cavité.

Supérieurement, le sommet du poumon correspondant est adhérent jusqu'à la troisième côte, tandis que le bord antérieur de l'organe sous forme de lame mince adhère aux parois thoraciques antérieures, tandis que la base du poumon est aplatie contre le médiastin. Ce poumon est condensé, sans contenir de tubercules;

seulement vers sa base existe un tout petit noyau jaunâtre. Il y a quelques fausses membranes dans la plèvre.

Le poumon gauche n'a pas d'adhérence et crépite parfaitement. Il présente un peu de congestion.

Le cœur est sain ; quelques caillots fibrineux mous, qui occupent les cavités droites et l'artère pulmonaire n'ont pas une origine ancienne et ne sont pas d'ailleurs de nature à apporter une gêne très grande dans la circulation.

Les autres organes sans altération. On trouve seulement au niveau de la face convexe du foie une large fossette d'une couleur ardoisée, correspondant au refoulement du diaphragme par l'épanchement pleural.

Il n'existe pas d'adhérence entre le foie et le diaphragme.

Bien que n'offrant pas des symptômes généraux d'une intensité aussi grave que les cas précédents, on est frappé de la disproportion entre les signes de l'épanchement et la gravité de la maladie, dit M. le Dr Goumy, dont la thèse nous fournit cette observation. Mais c'est une erreur de croire que la pleurotomie peut arrêter la marche de la maladie. Il faut la faire, mais ne pas en attendre plus qu'elle ne peut donner.

## Observation. — Thèse de Michailescu.

### RÉSUMÉ

G. Henri, 20 ans, manœuvre.

Surmené depuis plusieurs mois. Pendant plusieurs jours, symptômes typhoïdes légers, du 22 au 3 février. Signes d'un épanchement pleural et arthrite scapulo-humérale droite que l'on prend pour une arthrite rhumatismale. Plus tard, M. Lancereaux admet un épanchement purulent d'emblée et compare les douleurs articulaires à celles qui accompagnent l'ostéo-myélite-phlegmoneuse diffuse. — Température au-dessus de 39°. — A peu près même état jusqu'au 3 mars. — Thoracentèse le 3 mars : 3 litres 500 de pus. — Aussitôt après le murmure vésiculaire reparaît absolument pur, mais il est affaibli. — Soulagement marqué.

20 *mars*. — Thoracentèse, 3 litres de pus.

15 *avril*. — Abcès des parois communiquant avec la plèvre qui, ouvert, donne 2 litres de pus. Draînage et injections. — Guérison.

Cette observation, que nous n'avons pu citer tout entière à cause de sa longueur, est le type de la pleurésie purulente phlegmoneuse avec un peu plus d'acuïté dans les symptômes du début, mais nous ne la donnons surtout que comme terme de comparaison.

Nous ferons remarquer l'analogie des douleurs scapulo-humérales signalées dans cette observation avec les douleurs que nos malades ont ressenti dans les membres du côté de la lésion avec hypéresthésie cutanée. L'influence de l'empoisonnement varie suivant les sujets ; son intensité est plus ou moins considérable, d'une façon absolue aussi, et selon le degré on observe, soit de simples douleurs, soit de la parésie, soit enfin des troubles vaso-moteurs pouvant aboutir, dans les conditions essentiellement mauvaises où se trouve l'organisme, à la formation de pus.

« Misère sociale et misère physiologique », telles sont, pour M. le professeur Peter et son élève, les causes de suppurations de la plèvre. Nous avons le regret de devoir constater que dans nos observations on ne trouve ni l'une ni l'autre. Nous avions à observer des soldats, donc des hommes choisis d'abord ; deux d'entre eux étaient remarquablement vigoureux. Ce n'étaient point de jeunes soldats, ils étaient parfaitement acclimatés à Paris et à la vie militaire, ayant plus de dix-huit mois de service. Pas de maladies antérieures sérieuses, pas de privations dans le jeune âge, encore moins de surmènement. Donc il ne nous reste pour ces cas-là, comme étiologie, qu'un empoisonnement par des matières septiques, et nous avouons notre impuissance à dire par quel mécanisme il avait pu se produire.

# TRAITEMENT

Nous n'aurions pas fait un chapitre sur le traitement, si nous n'avions cru utile de faire la remarque que la thoracentèse n'est pas un spécifique pour toutes sortes de pleurésies et qu'il ne faut pas, pour juger des chances de succès de cette opération, s'en tenir absolument aux données de M. Dieulafoy qui semble croire qu'une pleurésie purulente non tuberculeuse doit à peu près toujours guérir par des ponctions successives.

Il faut admettre que la forme que nous avons essayé de décrire est heureusement fort rare dans notre pays et que les médecins ne s'en sont pas préoccupés. Sans cela, ils eussent enregistré des insuccès et par la thoracentèse et sans elle. Et, dans les cas que nous avons vus, pourquoi aurait-t-on fait l'opération de l'empyème, puisque le liquide ne s'était pas reproduit ?

S'il nous était permis d'avoir une opinion, nous pencherions pour une ponction, *exploratrice* seulement, et pour l'empyème immédiat avec lavages antiseptiques. Les méthodes de lavage de la plèvre sont trop françaises et trop connues pour que nous les répétions; nous nous contenterons de donner le résumé des dernier travaux parus sur ce sujet de l'autre côté du Rhin. Nous espérons qu'on verra que les Allemands, en ceci comme en bien d'autres sujets, n'ont rien inventé et n'ont eu la peine que de baptiser de noms nouveaux ce qu'en France on avait depuis longtemps fait.

Dans le « Berliner Klinische woschenschrift » du 24 juin 1878, Kœnig (de Gottingen) vante le pansement antiseptique dans l'opération de l'empyème. Il relate à ce propos l'observation intéressante d'une jeune fille de 10 ans, née de parents tuberculeux, qui prit une pleurésie en mars 1878. La ponction fut faite à deux reprises, mais l'épanchement se reproduisit avec les caractères de la transformation purulente. Kœnig fit au niveau de la huitième côte une seule incision, réséqua deux centimètres et demi de la côte, mit un tube à drainage et appliqua le pansement antiseptique dans toute sa rigueur.

Les résultats qu'il obtint furent excellents et à ce propos il pose les règles suivantes relatives à l'opération de l'empyème :

1º L'opération doit être conduite avec toutes les précautions antiseptiques (désinfection des instruments, sprey, etc.) ;

2º L'incision doit être faite de manière que la secrétion ne puisse pas séjourner dans la cavité thoracique ; l'incision doit donc être faite en arrière près des (wirbersaule). Dans les cas ordinaires une seule incision suffit ; on ne doit en faire deux que dans des cas spéciaux ;

3° L'incision doit être faite de façon que le tube à drainage ne soit pas pincé. Si les côtes sont très rapprochées, il faut réséquer une portion de côte ; cette opération peut être faite par la suite, si on s'aperçoit que la fistule de l'empyème a de la tendance à se refermer ;

4° Le liquide une fois écoulé, il faut procéder à la désinfection de la plèvre. On peut en premier lieu laver la cavité pleurale avec une solution salicylée jusqu'à ce que le liquide écoulé soit incolore comme de l'eau ; puis faire une légère injection avec une solution phéniquée forte. Hueter a dit avec raison qu'une solution ainsi concentrée est moins dangereuse que la solution légère, laquelle est rapidement résorbée. Il faut néanmoins procéder avec prudence dans cette première désinfection.

La désinfection opérée, il faut introduire un drain en gomme élastique dans l'ouverture de la fistule ; ce drain doit pénétrer de cinq à six centimètres dans la cavité pleurale ;

5° Le pansement qu'on doit employer doit consister dans l'occlusion selon la méthode de Lister ;

6° On doit changer le pansement dès qu'on aperçoit à l'extérieur une tache provenant de la suppuration ; au début, il faudra renouveler le pansement toutes les vingt-quatre heures. Au bout de huit jours, il faudra renouveler beaucoup moins souvent (tous les quatre, huit ou dix jours) ;

7° On pourra diminuer petit à petit le calibre du tube ; mais il ne faudra abandonner le drainage que lorsque la secrétion sera devenue presque nulle.

Quand les pansements seront renouvelés rarement, il faudra avoir soin de sortir chaque fois le drain pour le nettoyer car il peut parfois être obstrué.

Le 28 octobre de la même année, Kœnig cite encore une observation d'une jeune dame de 20 ans, observation curieuse par ce fait que l'empyème, pratiqué huit ou neuf mois après la pleurésie, avec toutes les précautions antiseptiques, amena une guérison rapide et complète. L'opération avait présenté quelques particularités; cette dame présentait une forte scoliose.

Dans le numéro du 23 décembre de la même année, Wagner rapporte trois observations d'empyème chez les adultes et un chez un enfant, traitées par le pansement antiseptique. Les quatre cas se sont terminés par guérison.

Toutes les autres publications, en ce qui regarde notre sujet, ressemblent à celles-ci ; aussi nous bornons-nous à ces citations.


FIN

# TABLE DES MATIÈRES

# BIBLIOGRAPHIE


*Des accidents reflexes survenant après l'opération de l'empyème.* — G. MARTIN, n° 64. — Thèses, Paris.

*Etude sur un fait de pleurésie avec épanchement purulent d'emblée*, par MICHAILESCU, n° 437, 1880.

*Empyème traité par l'irrigation et l'aspiration*, par MOXHAY (The Lancet, 15 janvier 1881).

*Du traitement de la pleurésie et de l'empyème*, par MORGAN (The Lancet, 26 février 1881).

*Du procédé antiseptique de Frantzel pour l'opération de l'empyème*, par FERGUSSON (The Lancet, 5 mars 1871).

*Pleurésie purulente, empyème, guérison*, par LANGLET (Union médicale du Nord-Est).

*Pleurésie purulente, médiastruite, supposée pneumonie catarrhale, cystite avec foyers milliaires*, par ARNOULD (Bulletin médical du Nord, février 1881).

*Traitement des épanchements séreux et purulents*, par HAMPELN (Centralbl. f. de mer, Wissensch., n° 9).

*Le traitement antiseptique*, par KŒNIG (de Gœttingue). — (Berlin, King-Wochens, 24 juin et 28 octobre 1878).

*Le traitement antiseptique*, par W. Wagner (de KŒINGSHUETTE, idem, 22 décembre 1878).

*Traitement de la pleurésie purulente par la ponction associée aux lavages de la plèvre* (méthode de Baelz), par KASHIMURA (de Tokio). — (Berliner Klinishe Woschenschrift, p. 34.)

*Sur divers cas d'empyème*, par PAETSCH et FRITZ (idem, 21 mai.)

*Sur la méthode de Baelz et Kashimura, pour le traitement de la pleurésie purulente*, par FRITZ (idem, 12 juillet).

*Des accidents graves et de la mort subite après l'empyème*, par Von DUSCH. — (Berlin-Klin-Wachens, n° 35, p. 521 (1er septembre 1879).

*De la ponction dans les épanchements pleurétiques et pleuraux*, par GOLTDAMMER (Berlin-Klin-Woschens, 10 et 17 mai et 7 juin 1881).

FRANTZEL. — *Handbuch der speciellen, pathologie und thérapie.* Von Ziemssen. — Band. IV, 2e part., p. 355, 2e édit 1877).

TRAUBE. — *Gesammelte Bestrage*, t. II, p. 852.

G. HOMOLLE. — *Revue générale des Sciences médicales.* (Revue des Sciences médicales, t. XV).

COMBY. — *Pleurésie suraiguë à forme typhoïde* (France méd., décembre 1880).

A. GOUMY. — *De la pleurésie suraiguë à forme typhoïde.* Thèses, Paris, 1881.

www.ingramcontent.com/pod-product-compliance
Lightning Source LLC
LaVergne TN
LVHW012207170726
843503LV00005B/1929